DIANPENWU ZHIPU FENXIFA DE YUANLI
JIQI ZAI ZHONGYAO FENXI ZHONG DE YINGYONG

电喷雾质谱分析法的原理
及其在中药分析中的应用

杨志勇 著

东北大学出版社
·沈 阳·

ⓒ 杨志勇 2019

图书在版编目（CIP）数据

电喷雾质谱分析法的原理及其在中药分析中的应用 /
杨志勇著 . — 沈阳 : 东北大学出版社 , 2019.12
    ISBN 978-7-5517-2171-4

    Ⅰ . ①电… Ⅱ . ①杨… Ⅲ . ①中药化学成分—质谱法
—化学分析 Ⅳ . ① R284.1

中国版本图书馆 CIP 数据核字（2020）第 017090 号

出 版 者：东北大学出版社
　　　　　　地址：沈阳市和平区文化路三号巷 11 号
　　　　　　邮编：110819
　　　　　　电话：024-83683655（总编室）　83687331（营销部）
　　　　　　传真：024-83687332（总编室）　83680180（营销部）
　　　　　　网址：http:// www.neupress.com
　　　　　　E-mail:neuph@ neupress.com
印 刷 者：三河市华晨印务有限公司
发 行 者：东北大学出版社
幅面尺寸：170mm×240mm
印　　张：13.75
字　　数：254 千字
出版时间：2019 年 12 月第 1 版
印刷时间：2020 年 1 月第 1 次印刷
责任编辑：孙　锋
责任校对：叶　子
封面设计：河北优盛文化传播有限公司
责任出版：唐敏志

ISBN 978-7-5517-2171-4　　　　　　　　　定　价：59.00 元

前　言

中医药作为几千年来中华民族的瑰宝，对国人的健康和民族的繁衍生息起着不可替代的作用。随着现代科学技术的发展，对中药作用机理和化学物质基础的研究也不断深入。但中药化学成分极其复杂，大量活性物质在炮制、配伍、体内代谢过程中发生动态化学变化，在体内发挥多层次、多靶点药理作用而形成最终的临床药效。因此，中药的药效物质基础及构效关系是中医药研究中一个十分重要的方向。

目前，中药复杂体系分析需解决的首要问题是多成分和微量（或痕量）成分的同时检测，尤其是在没有对照品的情况下，完成多组分体系的定性和定量检测。复杂体系分析方法的研究已成为药物分析领域的前沿课题之一。在现代分析技术中，质谱以快速、高灵敏、特异性和多信息的特点及能够最有效地与色谱、毛细管电泳、核磁共振谱等技术联用而受到科学家的重视。近年来，随着电喷雾电离和基质辅助激光解吸电离等软电离质谱技术的出现，质谱在药物及生命科学等诸多领域中的应用得到了极大的扩展。软电离质谱、串联质谱及与色谱的联用，结合高分辨质谱，在中药有效成分的结构确认方面，具有其他分析技术不可比拟的优势。

本书旨在系统地向读者介绍电喷雾技术的原理及其在中药结构分析中的思路与方法。有效地利用现代质谱分析技术，解决中药的药效物质基础及构效关系的关键问题。在编排上，著者首先用通俗的语言阐述了相关的质谱学基础知识和质谱与其他分析手段联用的相关知识。这些知识对如何运用质谱及质谱联用技术来分析研究中药复杂体系非常重要。在接下来的章节，著者综述了现代质谱技术及质谱联用技术在中药结构分析、中药大分子（多糖、蛋白）结构鉴定、中药与蛋白非共价作用等方面的应用。希望本书能够为从事复杂体系的分析及中药物质基础研究的硕士研究生提供方法学方面的借鉴。

由于本人水平有限，书中难免有不当之处，权当引玉之砖，敬请同人不吝赐教。

著　者

2019 年 6 月

目　录

第一章 绪 论

第一节 质谱分析概述

质谱分析在灵敏度（sensitive）、速度（speed）、特异性（specificity）和化学计量（stoichiometry）4 个方面表现优异（亦称质谱的 4S 特性），因此成为当今仪器分析的主要方法之一。

质谱仪种类较多，可按照不同方式进行分类。按照应用范围分类有无机质谱、同位素质谱、有机质谱和生物质谱；按照分辨率大小分类有高分辨质谱、中分辨质谱和低分辨质谱；按照离子源类型分类有电子轰击质谱、电喷雾质谱、快原子轰击质谱和基质辅助激光诱导解析电离质谱等；按照质量分析器分类有磁质谱、离子阱质谱和飞行时间质谱等。不同类型的质谱的功能、用途都不相同，上述称谓通常表明该质谱具有的主要特色及功能，实际上，各质谱仪的功能交叉非常多，需了解仪器的配置和主要技术指标，方可科学合理地使用质谱仪。

早期的质谱仪主要是无机质谱和同位素质谱，主要用于同位素测定和无机元素分析。随后出现的有机质谱，拓宽了质谱分析的研究范围，尤其是液相色谱－质谱联用仪的出现，使质谱仪被广泛地应用于化学、化工、药物、材料、环境、地质、能源、刑侦、生命科学、运动医学等各个领域，成为 20 世纪的主要分析仪器。随着电喷雾电离和基质辅助激光诱导解析电离等质谱技术的出现，使得质谱技术可以用于生物大分子的研究。目前，生物质谱已经成为生命科学领域的主要研究工具之一，在探索生命现象、研究生物调控及演化规律方面发挥着重要的作用。

现代质谱技术的发展主要来源于离子源技术和质量分析器技术的不断创新。离子源和质量分析器是质谱仪的两个主要组成部分，相应的离子化技术和质量分析技术一直是现代质谱技术的重点研究内容（如电喷雾技术、快原子轰击技术、离子阱技术和四极杆技术等），质谱仪器的重要发展阶段均与这两种技术的发展有关，离子化技术和质量分析技术也代表着有机质谱和生物质谱的发展方向。

一、电子轰击质谱离子源的局限性

电子轰击电离（electron ionization，EI）是应用最久、发展最成熟的电离方法之一。EI 质谱仍为当今质谱仪器的类型之一，主要用于易挥发、极性弱的小分子鉴定和结构分析。EI 质谱的主要代表仪器为气相色谱 – 质谱联用仪，具有进样量少、灵敏度高、检测快速、图谱库全等优点。

呈气态的样品分子在较高真空和较高温度的电离室内，受到热阴极发射的电子的轰击，进而失去一个电子，产生带正电的离子，即分子离子，也可以进一步裂解成碎片离子或亚稳离子等。因此，EI 质谱可以同时给出分子离子及碎片离子的信息，对比计算机质谱库结果，可方便地研究有机化合物的裂解规律。随着质谱的应用范围和领域的拓宽，EI 电离已经远不能满足人们的需要，其局限性主要体现在如下几个方面：

首先，适合于用 EI 质谱检测的化合物较少。其原因有三：①不能汽化的样品分子不能用 EI 质谱检测；②汽化后不稳定的分子不能得到分子离子峰；③常见的准分子离子，如 $[M+H]^+$、$[M+Na]^+$ 和 $[M+K]^+$ 等无法采用电子轰击电离实现。

其次，一些化合物分子离子峰的判别较困难，需根据经验推测其分子量，很难直接给出分子量信息。质谱的主要功能之一是给出化合物的分子量，也是 EI 质谱的主要局限性之一。

最后，EI 质谱无法与高效液相色谱联机，这是 EI 质谱发展的主要瓶颈之一，限制了其应用范围和领域。

多数药物分子和生物大分子均为极性分子和中等极性的分子，其理化性质决定这些化合物很难汽化，无法直接用 EI 质谱分析。此外，很多化工产品及中间体、食品添加剂、农药及中间体等也很难用 EI 质谱分析。因此，相对于 EI 这种硬电离方式，化学电离、电喷雾电离和快原子轰击电离等软电离方法逐渐成为质谱的主要电离方式。

二、质谱新离子源的发展

1966 年，Munson 和 Field 提出化学电离（chemical ionization，CI）的概念，化学电离作为新的离子源技术，得到了快速的发展。

化学电离的基本原理是离子 – 分子反应（ion-molecule reaction），化学电离时有反应气存在，反应气有很多类型，如甲烷、氨气、异丁烷或甲醇等。以甲烷为例，通常在具有一定能量的电子（50 eV）❶作用下，反应气的分子被电离成 CH_4^+ 等初级离子；初级离子进一步与甲烷分子碰撞，形成稳定的次级离子 $CH_5^+, C_2H_5^+, C_3H_5^+$；次级离子继续与样品分子碰撞，将质子转移到样品分子，形成样品的准分子离子 $[M+H]^+$。因此，化学电离生成的与分子量相关的 m/z 的峰不是分子离子峰，而是 $[M+H]^+$ 或 $[M-H]^-$ 峰或其他峰，这些峰被称为准分子离子峰。在计算分子量时，应注意 CI 可以是正离子模式，也可以是负离子模式，即由 CI 产生正离子 $[M+H]^+$ 或负离子 $[M-H]^-$。正离子或负离子的产生由离子化模式决定，但与待测分子和电子的亲和力大小有关，即与样品分子结合质子的能力或离去质子的能力有关。

化学电离原理的特点之一是化学电离产生的准分子离子过剩的能量小，因此进一步发生裂解的可能性小，质谱谱图的碎片峰较少，同时准分子离子又是偶电子离子，比 EI 产生的 $M^{+\cdot}$（奇电子离子）稳定，准分子离子峰较高，非常适合于获得有关分子量的信息，因此受到人们的关注。

EI 质谱的缺点之一是电子轰击后形成的分子离子过剩的能量大，易发生进一步的裂解，产生碎片离子，使得分子离子峰很低，难以捕捉，影响分子量的确定；化学电离用于 CI 的离子源与 EI 相似，主要区别是离子源中含有较高浓度的反应气体，样品分子远远少于反应气体分子，进而保证了准分子离子的存在，这种技术被称为软电离技术。

软电离和硬电离是指离子化的方式不同（图 1-1）。EI 电离为硬电离，该电离方式易产生碎片离子；CI 电离为软电离，主要产生准分子离子，会有少量碎片离子；大气压电离（atmospheric pressure ionization，API）也是一种软电离技术，该电离方式很少产生碎片离子。

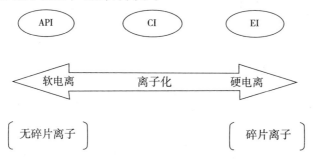

图 1-1　离子化方式与软、硬电离

---

❶ eV 为非标准单位，1 eV＝（1.60217733±0.00000049）' ×10^{-19} J，本书为使用方便，采用该单位。

现代质谱技术的一个重点是发展离子源新技术。软电离技术是当今的主要发展趋势，化学电离之后出现的快原子轰击电离（fast atom bombardment，FAB）、大气压化学电离（atmosphere pressure chemical ionization，APCI）和电喷雾电离（electro-spray ionization，ESI）等均为软电离技术，已经陆续成为当今质谱仪器的主流，被广泛地应用于各行各业的质谱检测和化合物解析等。日本科学家 Koichi Tanaka 发明的基质辅助激光解吸电离（matrix assisted laser desorption ionization，MALDI）和美国科学家 John Bennet Fenn 发明的电喷雾电离方法同时获得 2002 年诺贝尔化学奖，是对软电离技术重要性的最好诠释。目前，MALDI 和 ESI 两种电离方法是生物大分子质谱分析的主要方法，成为当前各仪器生产厂家生产的质谱仪的主要离子源。软电离技术的快速发展，拓宽了质谱的应用范围，提高了质谱仪器的内涵，也使质谱仪器成为定性分析、定量分析及分离检测的不可缺少的仪器之一。

软电离技术的出现，丰富了离子产生的方式，拓宽了化合物的测定范围。不同的电离方式具有不同的离子化特点，适合测定分子量大小和极性不同的化合物。表 1-1 列出了几种不同的电离方法及其特点。可以看出，ESI 电离和APCI 电离适用的范围较广。一般极性大的化合物采用 ESI 源，中等极性或弱极性通常采用 APCI 源，非极性化合物可选择 EI 质谱等。目前，ESI 和 APCI 两种离子源几乎成为各厂家生产的质谱仪的主要配置。

表1-1　不同的电离方法及其特点

电离方法	适应的化合物类型	进样形式	相对分子质量	主要特点
EI	小分子、低极性、易挥发性化合物	GC❶或直接进样	1 ~ 1000	硬电离,重现性高、结构信息多
CI	小分子、中低极性、易挥发化合物	GC 或 直接进样	60 ~ 1200	软电离, 提供 [M+1]$^+$
ESI	蛋白质、多肽、非挥发性化合物	HPLC ❷或直接进样	100 ~ 50000	软电离, 多电荷离子
FAB	碳水化合物、金属有机化合物、蛋白质、非挥发性化合物	样品溶解在基质中	300 ~ 6000	软电离

❶ 气相色谱。

❷ 高效液相色谱。

回顾近几十年质谱领域的几个重大事件，均与质量分析器的发展有关，如 1946 年 Stephens 发明了飞行时间质谱（time of flight mass analysis）；1953 年 Paul 等人发明了四极杆质量分析器（quadrupole analyzers）；1956 年，Gohlke 和 McLafferty 发明了气相色谱 – 质谱联用（GC/MS），Beynon 发明了高分辨质谱仪（high resolution MS）；1965 年 Hipple 等人发明了离子回旋共振技术（ion cyclotron resonance）；1967 年 McLafferty 和 Jennings 发明了串联质谱（tandem mass spectrometry）；1974 年 Comisarow 和 Marshall 开发了傅里叶变换离子回旋共振质谱（FT ICR MS）；1998 年 A. F. Dodonov 研发了高分辨飞行时间质谱仪（delay extract reflectron 技术）等。这些不同的质量分析器与各种离子源组成了不同类型的质谱仪器，在不同的领域中发挥着不可替代的作用。

综上所述，质谱的出现加速了人们对化学和生物科学现象的认识和理解，对人类科学技术进步产生了巨大的推动作用，在质谱发展的历史上，相关学者曾 9 次获得诺贝尔奖。现代质谱技术，尤其是离子阱技术、电喷雾技术和基质辅助激光解析电离技术等，对有机化合物的结构解析及生物大分子结构鉴定的帮助很大，目前已经成为质谱解析的常规方法。在代谢组学、蛋白质组学、基因组学等组学研究中已经成为必备的实验技术，在化学生物学、医学、生命科学等重大科学领域正发挥着不可替代的作用。

第二节 质谱的基本原理

质谱（mass spectrum，MS）是利用一定的电离方法将有机化合物分子进行电离、裂解，并将所产生的各种离子的质量与电荷的比值（m/z）按照由小到大的顺序排列而成的图谱。在质谱测定过程中，没有电磁辐射的吸收或发射产生，质谱不属于光谱，它检测的是由化合物分子经离子化、裂解而产生的各种离子。

一、质谱的基本原理

以双聚焦质谱仪（double focusing mass spectrometer，图 1-2）为例说明质谱仪的工作原理。

如图 1-2 所示，有机化合物样品首先在离子源中汽化成为气态，其分子受到高能电子轰击，失去 1 个电子，形成分子离子。一般情况下，轰击电子的能量为 10 ~ 15 eV 时，即可使样品分子电离成分子离子；当轰击电子的能量达到

70 eV 时，多余的能量会使分子离子裂解或重排，形成碎片离子，其中有些碎片离子还可以再裂解，形成质量更小的碎片离子，所有这些离子一般仅带 1 个正电荷。

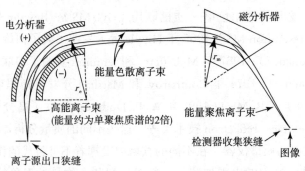

图 1-2　Nier-Johnson 双聚焦质谱仪原理图

　　在离子源中形成的离子受离子排斥电极的作用，经离子源出口狭缝离开离子化室，形成离子束，进入加速电场，电场的电势能就转化为离子的动能，使之加速。各种离子的动能与电场势能的关系可以表示为：

$$\frac{1}{2}mv^2 = zV \qquad\qquad (1-1)$$

式中，m 为离子的质量，v 为离子的运动速度，z 为离子所带的正电荷，V 为加速电场的电压。由于绝大多数离子都带 1 个电荷，在测定过程中，加速电场的电压 V 保持不变，所以各种离子在加速电场中的电势能 zV 是一个定值。由式（1-1）可以看出，各种离子因质量不同而在固定的加速电场中获得的运动速度不同，运动速度的平方与离子质量成反比，即离子质量越大，其运动速度就越小；反之，离子质量越小，其运动速度就越大。

　　加速电场的场强通常达 6000 ~ 8000 eV，各种离子获得的动能很大，可以认为这时各种带单位正电荷的离子都具有近似相同的动能。

　　经加速后的离子进入电分析器，这时带电离子受垂直于运动方向的电场作用而发生偏转，偏转的离心力与静电力平衡，稳态时有：

$$zE = \frac{mv^2}{r_e} = \frac{2}{r_e} \times \frac{1}{2}mv^2 \qquad\qquad (1-2)$$

式中，m、v、z 意思同式（1-1），E 为电场强度，r_e 为离子在电场中的运动轨道半径。

在离子经电分析器偏转后聚焦的位置设置一个狭缝装置，则通过该狭缝的离子（r_e、E 相同）具有非常相近的动能。因此，电分析器的作用是消除了由于初始条件有微小差别而导致的动能差别，选择出一束由不同的 m 和 v 组成的、具有几乎完全相同动能的离子。

通过狭缝后，这束动能相同的离子进入扇形磁分析器。在磁分析器中，离子的运动方向与磁场的磁力线方向垂直，离子受到一个洛伦兹力的作用，在磁场中发生偏转，做弧形运动，这种运动的离心力为 $\dfrac{mv^2}{r_m}$，向心力为 Bzv，两者相等，则：

$$\frac{mv^2}{r_m} = Bzv \qquad\qquad (1-3)$$

$$v = \frac{Bzr_m}{m} \qquad\qquad (1-4)$$

式中，m、v、z 意思同式（1-1），B 为扇形磁场的磁场强度，r_m 为离子在磁场中做弧形运动的轨道半径。将式（1-4）代入式（1-1）中，消去速度 v，得简化式：

$$\frac{m}{z} = \frac{B^2 r_m^2}{2V} \qquad\qquad (1-5)$$

式（1-5）表达了质谱的基本原理，其左端为离子的质量与其所带的电荷之比，即质荷比（mass to charge ratio，m/z），在质谱图中以横坐标来表示，各种离子的谱线顺序就是按照离子的质荷比由小到大的顺序分布的。

根据式（1-5）分析，质谱仪的各种参数之间存在着以下关系。

（1）m/z 与 r_m 之间的关系：式（1-5）表明磁场对不同质荷比的离子具有色散作用。即当保持加速电压（V）和磁场强度（B）不变时，质荷比（m/z）不同的离子在磁场中偏转的弧度半径（r_m）不一样，离子的质荷比越大，其轨道半径越大；反之，其质荷比越小，轨道半径就越小。如在离子的聚焦位置上放置一块感光板，则质荷比相同的离子会聚集在感光板的同一点上，质荷比不同的离子按照大小在感光板上依次排列起来。这就是质谱仪可以分析各种离子的原理。

（2）m/z 与 B 之间的关系：式（1-5）中，如保持加速电场的电压 V 和离子在磁场中偏转的轨道半径（r_m）不变，则离子的 m/z 与 B 成正比。因此，通过改变磁场强度，可以使不同 z 的离子都射向一个固定的收集狭缝，这就是设计质谱仪的原理之一。在质谱仪中，收集狭缝的位置保持不变，由小到大（或由大到小）改变磁场强度，不同质量的离子也由小到大（或由大到小）依次穿过收集狭缝，被检测器记录下来，通过的每种离子都会被记录，形成一条谱线（或称为离子峰），谱线的高度与形成该谱线的离子数量成正比。运行轨道半径小于或大于固定轨道半径的离子就不能通过狭缝，因而不被记录。

（3）m/z 与 V 之间的关系：式（1-5）中，如果磁场强度和离子在磁场中的轨道半径保持不变，加速电压越高，仪器测得的离子质量范围就越小，同时由于离子在加速之前动能较小且运动无序，电压加速越高，离子获得的动能就越大，离子束的动能差别和角偏离就越小，离子束的聚焦作用就越强，质量分析器的分辨率和灵敏度就越高；反之，加速电压越低，测得的离子质量范围就越大，其分辨率和灵敏度就越低。因此，现代仪器充分利用 B 和 V 的关系，通过提高磁场的强度或改变磁场的参数，可以达到既能满足一定的离子质量测定范围，又可以任意改变加速电压，并获得较高的分辨率。

从以上 3 个方面的分析可以看出，式（1-5）所表达的各种参数之间的关系在质谱仪的设计工作中具有重要的作用。

实际上，其他质谱仪也与双聚焦质谱仪具有类似的设计原理。如在单聚焦质谱仪中，通过改变电分析器的电场强度（电分析器质谱仪）或者改变扇形磁分析器的磁场强度（磁分析器质谱仪），使不同质荷比的离子分开，以达到检测目的。

二、质谱的表示方法及重要参数

1. 质谱的表示方法

质谱图是以质荷比（m/z）为横坐标、离子的相对丰度（即相对强度）为纵坐标来表示化合物裂解所产生的各种离子的质量和相对数量的谱图，也简称为质谱。

在质谱图中，横坐标表示质荷比，从左到右，质荷比逐渐增大。由于绝大多数离子都仅带 1 个电荷，质谱图记录的一般都是单电荷离子，因此质谱中离子的质荷比也可以看作该离子的质量。纵坐标表示离子峰的强度，在测定时，将最强的离子峰强度定为100%，称为基峰（base peak）；将其他离子的信号强度与基峰进行比较，得到离子的相对强度，也称为相对丰度（relative abundance），它反映了该离子在总离子流中的相对含量。

例如，在丙酮的质谱（图 1-3）中，m/z 43 的碎片离子峰为基峰，其丰度定为100%；其他离子峰均与基峰比较，以相对丰度表示，如 m/z 58 离子的相对丰度为63.7%，m/z 15 离子的相对丰度为23.0%。

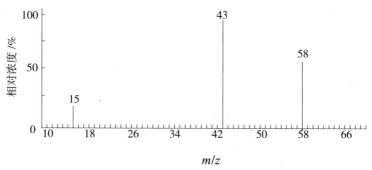

图 1-3 丙酮的质谱图

2.分辨率

分辨率（resolution）是质谱仪的重要指标，是质谱仪分离两种相邻离子的能力。质谱中，如果相邻两个离子峰间的峰谷高度低于两个离子峰平均高度的10%时，则认为这两个离子被分离。质谱仪的分辨率规定为恰好被分离的两个相邻离子之一的质量数与两者质量数之差的比值，可用式（1-6）表示：

$$R = \frac{M}{\Delta M} \tag{1-6}$$

式中，R 为分辨率，M 为相邻的两种离子中任意一个离子的质量，ΔM 为被分离的两种离子的质量差。

例如，某质谱仪的分辨率为50000，当用于分辨质量数为100的离子时，根据式（1-6），则

$$50000 = \frac{100}{\Delta M}$$

$$\Delta M = 100/50000 = 0.002$$

即该质谱仪可以将质量数分别为100.000和100.002的两种离子分离。

双聚焦高分辨质谱仪的分辨率通常在 10^4 以上。以同位素纯的 ^{12}C 作为分子量计算中质量数的相对标准，规定 $^{12}C = 12.0000000$amu❶，如果质谱仪的测量精度可以测准到原子的质量单位 amu 的小数点之后第4位，这样的质谱称为高分辨质谱（high resolution mass spectrum，HRMS）。

---

❶ amu 是原子质量单位。

3.灵敏度

灵敏度是指仪器记录的信号（或离子峰）强度与所用样品量之间的关系。在实际测试中，所用的样品量越少越好，而记录的信号峰强度越强则越好。一般情况下，质谱对测定样品量的要求较少，有时仅需 1 pg 的样品即可完成样品测定。在天然药物化学、药物体内代谢等研究工作中所获得的样品量一般都很少，测定时所用的样品量越少，则越有利于工作的进行。

仪器的分辨率与灵敏度相互影响，在仪器的调试和测试时，二者是相互制约的。当其他测试条件不变时，要提高分辨率，需要调窄离子源的出口狭缝和检测器的收集狭缝，使离子束尽可能集中，离子的角偏离尽可能减小，但通过的离子数量就会减少，灵敏度就会降低；反之，为了提高灵敏度，需要调宽离子源的出口狭缝和检测器的收集狭缝，使通过的离子数量增多，但分辨率就会降低。因此，在实际工作中，既要照顾到分辨率，又要具有较高的灵敏度，不能片面地追求其中的一项指标而影响了另一项指标。

三、质谱仪的构造

质谱仪是测定质谱的装置。不同的质谱仪的设计原理不同，其具体的构造也有差别，但一般都由进样系统、电离和加速系统、质量分析器、检测器、数据处理系统几个部分组成，如图 1-4 所示。

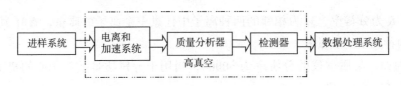

图 1-4　质谱仪的组成单元示意图

1.进样系统

待测的样品通过进样系统（sample inlet）进入位于高真空区域中的电离室。

2.电离和加速系统

电离和加速系统（ionization and ion accelerating room）又称离子源，由电离室和加速电场组成。样品分子在电离室中被电离，离子出电离室即被一个加速电场加速，获得高动能，进入质量分析器。不同的质谱仪具有不同的离子源，离子源的种类及工作原理将在第三章中介绍。

3. 质量分析器

质量分析器（mass analyzer）是质谱仪最重要的部分，将不同质荷比的离子分开，以供检测器检测。具有不同质量分析器的质谱仪的工作原理、特点和适用范围也不一样。

4. 检测器

检测器（detector）检测和记录经质量分析器分离后的各种质荷比的离子及其数量，不同类型的检测器检测原理不同。

5. 数据处理系统

数据处理系统（data system）用于采集、存储、处理检测器收集到的有关离子的数据，并可进行谱库检索等。

6. 真空系统

真空系统（vacuum system）为离子源和质量分析器提供所需要的真空环境。质谱仪的类型不同，对真空度的要求也不同。由于质谱仪检测的是具有一定动能的分子离子或碎片离子的离子流，为获得准确的离子信息，在样品分子成为离子至离子被检测的整个过程中，应避免离子与气体分子间发生碰撞而造成能量损失，因此电离和加速系统、质量分析器、检测器都应处于高度真空的环境。

第三节　质谱分析在医药学研究中的应用

近年来，关于质谱在药用植物和中药分析中应用的报道与日俱增。早期的电子电离、化学电离、场解吸电离及快原子轰击质谱技术已被广泛地应用到有机化学的诸领域，如石油化学、化工、环境化学、食品化学、药物化学、天然产物化学、法庭化学等。中国质谱学家丛浦珠先生从 20 世纪 60 年代中期开始利用 EI 技术深入研究天然药用植物结构，并有相关著作出版。梁晓天院士在天然产物的有机谱分析（包括质谱）方面的著作《药物与化学》和论文更具有权威性和影响力。

传统有机质谱（指 EI、CI 源质谱）不能解决热不稳定的生物大分子的电离问题。随着 80 年代末期电喷雾电离和基质辅助激光解吸附电离质谱的出现，尤其是电喷雾技术的引入，极大地扩展了质谱在天然产物和中药领域的分析应用范围。

ESI 技术具有以下特点：① ESI 是一种灵敏度很高的软电离技术，能够分析极性大、热不稳定的生物大分子，如蛋白质、核酸及中药的极性成分等，且 ESI 的谱图简单，易于解析。②电离源的设计和构造简单，可在大气压和溶剂存在的环境下操作。因此，ESI 和高效液相色谱（high performance liquid chromatography，HPLC）联用能够分析复杂的混合物（HPLC-ESI-MS），使人们能够完成中药中极为复杂的混合物分析，在中药研究中，扮演非常重要的角色。90 年代以来，LC（liquid chromatograph，液相色谱）-ESI-MS 技术成为生物、医药等领域不可缺少的手段。每年有大量的文献报道相关的研究结果，特别是一年一度的美国质谱年会 [American Society for Mass Spectrometry（ASMS）annual conference on mass spectrometry]，有数以千计的与生物、医药相关的科研报告在会议上进行交流。

LC-MS 以液相色谱作为分离系统，以质谱为检测系统。样品在色谱部分被分离，经过大气压电离源离子化后，由质谱的质量分析器将样品离子按照质荷比分开，得到质谱图。液质联用体现了色谱和质谱优势的互补，将色谱对复杂样品的高分离能力与 MS 具有高选择性、高灵敏度及能够提供分子质量与结构信息等优点结合起来。液质联用技术发展可以说就是接口技术的发展。20 世纪70 年代开始出现直接液体导入接口（DLI），这种接口是在真空泵的承载范围内，以细小的液流直接导入质谱。虽然解决了真空匹配问题，但无法在大流量下工作，喷口易被堵塞，因而始终停留在实验室使用阶段。80 年代出现了移动带（MB）、热喷雾（TS）、离子束（PB）等技术，但仍然存在离子化效率低、受热后对样品有破坏作用、只能分析低分子量样品等局限而无法推广运用。值得一提的是，同时期出现的快原子轰击（FAB）技术，适于分析热不稳定、难气化的化合物，尤其是对肽类和蛋白质分析的有效性是前几种接口无法相比的。但是，FAB 只能在低流量下工作，严重限制了液相柱的分离效果。直至 90 年代后，电喷雾（ESI）及大气压化学电离（APCI）的出现，完美地实现了测量大分子量生物分子、离子化效率高的目标。同时，由于这是一种软电离方式，对热不稳定的化合物没有破坏，通过仪器参数调节，能够得到分子离子。目前，LC-MS 联用技术已经发展成为一种稳定成熟的技术而被运用于中药研究的各个方面。近年来，超高效液相色谱（ultra performance liquid chromatography，UPLC）的出现，催生出纳米喷雾（nano-spray ionization）接口，进一步提高了离子化效率和检测灵敏度。UPLC-MS 技术使分析时间缩短，样品进样量更少，分析灵敏度更高，使药物分析进入微纳尺度范围，是诸如药物代谢、指纹图谱等学科的研究的重要工具与手段。

色谱－质谱联用技术，除了液相色谱－质谱联用，还包括气相色谱－质谱联用（gas chromate-graphy/mass spectrometry，GC-MS）和毛细管电泳－质谱联用（capillary electrophoresis/mass spectrometry，CE-MS），以及质谱本身串联质谱（tandem mass spectrometry，MSn）等。上述技术都被应用于分析天然产物和中药，使传统中药材和中成药的研究与现代化的分析手段相结合而如虎添翼。

CE-MS 技术于 1987 年被首次报道，CE 是最典型的液相微纳分离仪器，通过鞘液接口（sheath liquid）、无鞘液接口（sheathless liquid）、液接型接口（liquid junction）等与质谱联用，实现稳定的喷雾和高效的离子化。它可以在分析中同时得到迁移时间、分子质量和碎片信息，是 LC-MS 的有力补充。CE-MS 除在传统的核酸、肽、蛋白质分析领域继续有着不可动摇的优势地位外，在中药成分分析，尤其是中药体内的代谢与检测中都表现出极高的灵敏度与广泛的系统适应性。CE-MS 对植物提取物中生物碱的分析效果最好，技术的关键是 CE 电泳缓冲液的挥发性。强挥发性的缓冲液，如甲酸、乙酸、碳酸铵和乙酸铵符合CE-MS 技术的要求。乙酸铵、四氢呋喃和乙酸组成的无水缓冲液被用于确定甲基生物碱。

马兜铃酸存在于马兜铃（Aristolochia）、关木通（Aristolochiae manshuriensis Caulis）等中药材中，作为减肥药的主要成分，曾经导致严重的中毒事件，CE-MS 检测马兜铃酸方法的高灵敏度证明了其在中药材检测和代谢物分析中的广泛适应性。

在质谱联用技术中，GC-MS 联用技术最早出现于 20 世纪 60 年代，主要是连接 EI 电离源质谱，是分析天然产物、中药材提取物和中成药的非极性成分和挥发油成分的有效手段。在 GC-MS 联用中，从气相色谱过来的样品伴随着大量的载气会影响真空度，因此要求好的接口设计保证质谱仪正常工作。

在 GC-MS 发展的前期，主要是解决各种接口技术，曾采用各种分流技术来限制流量，满足质谱的真空要求。

20 世纪 80 年代，毛细管气相色谱的广泛使用及大抽速的分子涡轮泵的出现，保证了质谱仪所需要的真空。目前，以 EI 电离源作为接口的 GC-MS 已经发展成为一种非常优良的定性定量工具，可对中药中的脂肪酸、脂质、生物碱等挥发性成分进行研究，对 LC-MS 力所不逮的样品分析形成良好的补充。例如，对人参、木香、陈皮等中药中的挥发油成分进行定性定量研究，对山草果、野薄荷、野香橼叶、毛桂等天然产物中的挥发油成分分析，均充分反映了该种分析技术的特点。GC-MS 技术已被证明是一种分析植物中挥发油成分的有效方法，但是分析非挥发性成分须将样品进行乙酰化、硅烷化衍生，增加了样品挥发性。样品的衍生技术不但改善了样品的色谱行为、热稳定性以及质谱特征，同时也有附加的分离效果，如手性化合物的拆分就可以通过特殊的衍生化方法实现。在人参皂苷的分析实例中，EI-MS 数据显示了寡糖链中糖连接顺序等有价值信息。人参皂苷经与正丁醇加热发生解离，能够区分 20（S）原二醇或 20（S）原三醇人参的异构体。GC-MS 技术与 C18 固相萃取技术相结合，可被用来分析口服人参后人尿中的原二醇型人参或原三醇型人参。

目前，研究者在分析实践中积累收集了中草药提取物样本及其衍生物成分的 GC-MS、LC-MS 和 MS-MS 的指纹图谱并且建立信息库，以供常规分析时，与已知的标准谱图对照。常用的质谱数据库有 NIST Chemistry WebBook、Ecdybase、Mass Spectrometry Database 等。

串联质谱法（MS/MS）是质谱自身联用技术和质量分析器的综合体，是一种分析鉴定复杂混合物中的某一目标化合物结构而无需分离的有效技术。串联质谱法有选择性好、灵敏度高和分析速度快的特点，是其他分离技术不能比拟的。串联质谱法可分为空间串联和时间串联。反几何（reversed geometry）的电磁双聚焦质谱仪（磁场在前，电磁在后，碰撞室位于其间，实际上所记录的是质量分析的离子动能谱）、三级串联四极杆仪器 QqQ 都属于空间串联质谱仪。以三级串联四极杆仪器 QqQ 为例，第一级 Q 选择感兴趣离子，又称目标离子；第二级 q 作为碰撞室，引入中性气体，使之与目标离子相碰撞，发生碰撞诱导分解反应（collision induced dissociation, CID）；第三级 Q 作为质量分析器，检测产物离子。时间串联质谱仪有离子阱、回旋共振两种类型。它们的离子选择、碰撞及质量分析都是在同一空间的不同时间段完成的。上述串联质谱方法都被用于中药提取物和传统复方中药的复杂混合物体系分析。例如，在 MS/MS 中，用中性分子丢失、单离子监测（SIM）选择反应监测（SRM）和多反应监测（MRM）选择不同的消除反应来对相关组的黄花蒿正己烷提取物进行检查。

在多种质量分析器中，离子阱质量分析器因具有显著优势而被广泛采用，特别是因其 MS^n 技术在结构分析方面所起到作用。离子阱技术能完成多级串联质谱，是鉴定未知分子和结构分析的有力手段。对于常用的离子阱质谱仪，实验中得到的目标离子 5 ～ 6 级串联质谱数据已经足够确定离子结构。在皂苷的研究中，多级串联质谱数据是强有力的结构鉴定工具，例如，用离子阱质谱可以获得多达 6 次碰撞解离碎片的数据，这些串联质谱数据能够确定蒺藜皂苷 F 的结构，包括皂苷元、侧链上寡糖的单糖序列、分支情况，并通过糖环内断裂，清楚得到糖环连接方式的确凿信息。结合 LC 分离的 LC-ESI-MSn 可对中药复杂体系中多达 25 种人参皂苷进行鉴定；确定人参皂苷中单糖的序列和连接位置，并阐明经过半乳糖酶作用后产物的结构。在 LC-ESI-MSn 中特有的正负离子模式，可以用来迅速佐证和补充人参皂苷分子质量和提供结构信息。根据糖类对不同金属的亲和能差别，控制皂苷与不同金属符合离子的内能，从而获得不同层面结构的特征。LC-ESI-MSn 也在不同基源有效成分比较、传统中药炮制方法工艺评价、中药复方组方、拆方研究、中药体内代谢物辨识等方面都有重要的应用。生物样品成分复杂时，分析干扰大，而串联质谱在生物样品的分析中具有优势，其中离子阱质谱在活性成分的代谢，三重四极杆质谱在目标化合物定量分析，Q-TOF 质谱在化合物分子质量确认和半定量分析研究中都得到了很好的应用。

超高分辨率质谱（FT-MS）是高端的离子质量分析器。高 FT-MS 能够对捕获在分析池中的全部离子进行同时激发和同时检测，并对所有离子产生的复杂相电流信号进行同时记录和分析，因而这种方法具有高分辨率、高准确度及高灵敏度的特性。另外，它还可以灵活地根据所测样品选择不同的串联质谱技术来获得碎片信息，为结构的确认提供有参考价值的依据。近年来，FT-MS 在生物大分子的分析，尤其是蛋白质组的研究、天然产物复杂成分的化学结构等复杂组分的分析及气相离子化学等方面有着重要的应用。离子回旋共振（ICR）具有非常高的质量分辨率，能够检测大质量离子。ICR 可以把离子捕获到池子里进行离子的多次测量，具有很高的灵敏度和多级联质谱的能力。闫存玉用重氢交换和高分辨质谱数据证实了黄酮类化合物的质谱解离机理的主要途径并非 RDA 反应（逆 - 狄尔斯 - 阿尔德反应），而是糖环上 C—O 键解离，有时涉及多个键同时解离。杜芹芹等应用高分辨质谱技术，对人参炮制成红参过程中发生的所谓美拉德反应进行了详细研究。他们发现多种氨基酸能与还原糖发生缩合，并探讨了反应机理。冷喷雾技术是日本电子株式会社研发的，Guo 等创新性地将此技术应用到中药化学中，在黄酮质谱解离机理方面做了深入研究。Huang 等利用 FT-ICR/MS 研究了五味子中的木脂素成分特征性质谱碎裂规律，方法准确可靠，可用于五味子的快速鉴别。基于此方法，丹参、马钱子（Strychnos nux-vomica Linn）、黄连（Coptis chinensis Franch.）中的化学成分也被透彻地分析。Li 等将超滤技术与 FT-MS 结合，筛选出基于人血白蛋白作用靶点的 7 个天然产物活性成分。

四极杆质量分析器能够通过对电场的调节进行质量扫描或质量选择，质量分析器的体积能够做到很小，扫描速度快，无论是操作性还是机械构造，均相对简单，它展示了在量化中药活性成分时出色的灵敏度。但其分辨率不高，杆体易被污染，因此常与其他质量分析器联用，如四极杆 - 飞行时间质谱（Q-TOF）。飞行时间（time of flight，TOF）质量分析器具有结构简单、灵敏度高和质量范围宽等优点。目前，TOF 能够测量的质荷比已接近 10^6。虽然对 ICR 而言，TOF 的分辨率和动态线性范围较差，如对分子质量超过 5000 Da 的有机物，同位素的峰不能分辨。但是，它对大分子测量的质量精度则可达到 0.01%，比传统生物化学方法（如离心、电泳、尺寸筛析色谱等）的精度好得多。许国旺研究组通过液相色谱 – 四极杆 – 飞行时间质谱和代谢组学方法，进行了新地胶囊等中成药和中药活性成分人参皂苷 Rg3 的作用研究。蔡宗苇课题组通过液相色谱 – 四极杆 – 飞行时间质谱研究了马兜铃酸与 DNA 的加合作用，将色谱质谱技术应用于 DNA 加合物的研究，使其成为继同位素标记法后的最重要研究方法。CKTOF 以其高分辨率和高灵敏度，与 PCA（主成分分析）、PLS（偏最小二乘分析）等聚类分析方法结合，能够找到植物中的化学标记物，进而鉴定植物的品种、产地和质量。另外，基于 Q-TOF 仪器开发的离子淌度（ion mobility, IM）质谱由对蛋白质、多肽的生物样品分析发展到中药化学成分的同分异构体的分离。

　　多糖是一类由醛糖或酮糖通过糖苷键连接而成的天然高分子多聚物，是中药主要活性成分之一。中药多糖的生物学功能与结构密切相关，其结构研究直接关系到生命科学中诸多前沿学科的发展。多糖的结构研究起始于 19 世纪初期，传统的研究方法包括酸水解、甲基化、酶解、旋光度测定、核磁共振、激光拉曼光谱、红外光谱及色谱等化学和生化研究手段。但由于糖类具有结构复杂、不均一性及没有显色基团等特点，使得利用光谱、色谱分析糖类难度较大。而质谱及其联用技术有效地克服了这些困难。质谱技术于 20 世纪 50 年代末开始被用于糖的分析，它可以提供分子质量、单糖组成、异头碳构型、糖苷键的类型及分支状况等多种信息，在糖类的分析中发挥着不可替代的作用。近年来，电喷雾质谱和基质辅助激光解吸质谱使糖生物学的研究取得了很大的进展。1988 年，Domon 和 Costello 利用串联质谱技术对寡糖的断裂规律进行了研究，并对其产生的碎片进行了系统的归属，这为串联质谱应用于糖类的结构分析奠定了基础。最初的工作主要集中在对化学组成相对单一的中性寡糖分析上。早期，李海泉等通过快原子轰击质谱研究了寡糖苷与 Na 离子加合离子的分子离子动能谱。近年来，利用 ESI-MS/MS 不仅可以对硫酸软骨素、硫酸角质素、K – 卡拉胶寡糖、t– 卡拉胶寡糖等硫酸化寡糖的序列及糖苷键的类型进行分析，而且可以对其硫酸根进行定位。在多糖的结构分析中，往往多种手段配合使用，不但对于纯化样品可获得"单一"的多糖，而且可使不同方法分析结果互相佐证。例如，利用多种分离手段结合 ESI-MS 及 GC-MS 的分析方法确定人参中部分低聚糖（聚合度为 2 ~ 7）的结构。有学者则利用简单的凝胶分离结合 ESI-

MS/MS，完成了人参中水溶性寡糖（聚合度为 2 ~ 12）的识别及结构测定，进一步利用 FT-ICR-MS（高分辨）和多级串联质谱技术，详细研究了红参加工过程中还原糖与氨基酸之间的美拉德反应的初级产物结构。

在糖类的分析中，其分子质量测定是确定多糖结构的首要工作。基质辅助激光解吸质谱（MALDI-MS）作为一种新型的"软电离"生物质谱，具有大多产生单电荷准分子离子及能够耐受一定量的盐和干扰物等优点，在多糖的结构研究中，具有巨大的潜力。2003 年，邓惠敏等对未经分级的高聚合度葡聚糖样品进行测定，检测到的葡聚糖最大分子质量达 18000 Da。与传统的利用 HPLC、凝胶层析、电泳等测定多糖分子质量的方法相比，MALDI-MS 具有无需对样品进行分级及衍生化而可以直接进行分析的优点，从而更加快速、准确。MALDI-MS 除了能测定寡糖和多糖的分子质量外，还能给出一定的结构信息，如将样品酸水解或酶解后，进行 MALDI-MS 分析，可以确定多糖的重复单元、单糖的连接顺序及取代基的取代位点，这为多糖的结构阐明提供了重要依据。MALDI-MS 不仅适用于中性多糖的结构测定，也适用于含有糖醛酸的酸性多糖、硫酸化、唾液酸化的酸性多糖及含有其他取代基团的多糖的结构分析。

目前，已经有学者建立了以 MALDI-FTICR-MS（基质辅助激光解吸电离 – 傅里叶变换离子回旋共振质谱）源内裂解（ISD）快速测定寡糖的序列、连接位点、分支点的方法，通过调节激光强度变化，可以区分环状寡糖和直链的寡糖，该方法已被成功地用于人奶中复杂寡糖的分析。同时，一些适用于寡糖分析的新基质也不断被筛选出来，如异甘草素，与常规的基质相比，它具有样品结晶均匀、高灵敏度、高耐盐能力的性质，使用这种基质所获得的质谱图的信噪比和分辨率较高。

质谱在多糖结构分析中存在一定的局限性，在检测聚合度较高的多糖时，如果用 ESI-MS 分析，一种多糖可因带多个电荷而产生复杂的谱图，这使分析过程变得更加复杂；而用 MALDI-MS 进行分析，可用的基质种类还比较少，需要寻找发现更多有效的基质。相信，随着质谱技术的进一步发展，新的技术一定能克服这些不利因素，在多糖的研究中，必将占有更加举足轻重的地位。同时，将质谱技术与传统的方法相结合，一定可以使糖类结构得到更好的阐明，这必将进一步促进糖生物学的发展。

传统上 MALDI-TOF-MS 的技术特点使其主要被应用于生物大分子的分析，随着质谱科学的发展，应用 MALDI-TOF-MS 可以快速地鉴定中药中的新的活性成分，如中药杜仲（Eucommia ulmoides Oliver）中具有抗真菌的含二硫键的多肽；中药紫花地丁（Viola philippics Cav.）中具有抗病毒活性的环肽；中药附子中的生物碱成分；中药绣球藤（Clematis montana Buch.Ham.ex DC.）中具有抗病毒和细胞凋亡诱导活性的新的甘露糖结合凝集素；高等植物中的果聚糖和大豆 [Glycine max（Linn.）Merr.] 中的化学成分等。

　　MALDI-TOF-MS 在用于小分子化合物分析时往往受到常规基质的干扰。使用纳米材料、其他无机和有机材料做基质可以克服这个缺点。Chen 等应用氧化的碳纳米管做基质，分析了从传统中药补骨脂（Malaytea Scurfpea Fruit）中提取分离的 11 个部位的化合物。在可鉴定的 188 种化合物中，92 种化合物只有用 MALDI-TOF-MS 才能检测出，显示 MALDI-TOF-MS 结合纳米材料做基质是分析小分子化合物的完美技术。此外，利用激光强度衰减后的 MALDI-MS 技术可对中药小分子与蛋白质相互作用进行研究。这种方法被用于研究蜂毒肽及生物碱类成分与钙调蛋白之间的相互作用，并通过滴定法和竞争实验比较了不同药物与靶蛋白的相对结合强度。

　　近年来，MALDI-TOF-MS 技术在用于直接分析生物组织成像（imaging）分析方面表现出巨大的潜力。应用 MALDI-TOF-MS 技术分别针对正常和疾病组织的直接轮廓分析能够提供重要的信息，有利于说明正常和病理情况下的生理过程，从而发现疾病的生物标志物。该技术避免了复杂的样品制备以及生物样品制备过程中因样品的变性而失真的问题。成像技术已经被用于细胞生理过程、特殊蛋白模式、药效分析等研究以及生物组织中低分子质量药物分布和植物组织切片中成分分析。Cai 等从干燥月季花（Rosa chinensis Jacq.）的甲醇粗提物中直接鉴定了 2 个大分子的水解性单宁成分（皱褶菌素 B 和 C）以及没食子酰基的一系列单宁成分，不需要任何烦琐的样品前处理。在一项快速评价和鉴定植物组织中的药用皂苷的研究中，应用 MALDI-TOF-MS 成像技术可以快速确定人参皂苷位于侧根的皮层和周皮的含量高于其髓质部位的含量，根尖位置的（直径 2.7 mm）含量高于根中心的（直径 7.3 mm）的含量，可见，图像质谱技术对于快速评价和鉴定植物组织中的成分，是非常有前途的技术。

　　传统的质谱技术要求质谱仪器内的高真空条件，但常用的 ESI 离子源内的压力已不是高真空。近年来发展的常压电离源质谱（ambient ionization mass spectrometry）技术，是能够在无需样品预处理的条件下直接对各种复杂基体样品进行快速分析的新兴质谱技术。它具备原位、实时、在线、非破坏、高通量、低损耗、低污染的特征。下面简要介绍几种常压电离源质谱技术在天然产物与中药方面的应用。

　　2004 年 Cooks 等发明了电喷雾解吸电离技术（desorption electrospray-ionization，DESI），随即掀起了基于直接离子化技术的快速质谱分析研究热潮。DESI 兼有 ESI 和解析电离（DI）技术的特点，样品的离子化是通过向样品喷射由 ESI 产生的带电雾滴实现的。DESI 的优势在于：① DESI 是大气压环境下的一种表面分析技术，对于普通表面上的物质无需处理即可进行质谱分析；②它是一种"软电离"离子化技术，其质谱谱图与使用 ESI 离子化技术得到的谱图相近；③它可以应用于界面化学的研究，实现非破坏地对产物直接进行分析。目前，DESI 技术已被用于在天然产物的研究。例如，与 TLC（薄层色谱分析）方法结合半定量分析，鉴别丹参叶的真伪。又如，将吴茱萸药材粉碎后压片，通过甲醇溶液喷雾溶剂，可获取吴茱萸的 DESI-MS 指纹谱分析。利用串联质谱，吴茱萸碱、吴茱萸酰胺、羟基吴茱萸碱、吴茱萸次碱和吴茱萸酰胺甲 5 种活性生物碱得到了确定。DESI 也被应用于毒芹（Cicuta virosa Linn.）、曼陀罗（Datura stramonium Linn.）和 颠茄（Atropa belladonna）等植物的组织、种子、茎、叶、花和根中生物碱的测定，实验只需将溶剂直接喷雾于原植物或植物新鲜切口的表面，测定在数秒内完成。采用这种技术包括去氢毒芹碱、毒芹碱在内的所有已知毒芹生物碱，曼陀罗中的 15 种生物碱及包括颠茄碱和东莨菪碱在内的颠茄主要生物碱均已被检测和鉴定。

萃取电喷雾电离（extractive electrospray ionization，EESI）技术是在 DESI-MS 研究的基础上提出的。EESI 技术最早被用于液体样品的测定，由电喷雾产生的带电液滴及离子与雾化产生的样品液滴碰撞，样品溶液中的待测物被萃取出来并电离，待测物离子由毛细管接口引入质谱仪。复杂基体样品在 EESI 离子源中被分散在一个相对较大的空间内，能量与电荷的传递、中性物质的萃取和离子化过程均在此空间内完成。该方法可以根据能量和电荷载体的不同需要，发生选择性的萃取或化学反应，增加了该过程的可控性。EESI 特别是在人参提取液的样本检测中，发挥了 EESI 微量（飞克级）、低样品交叉污染和快速的优势，其动态范围宽，能够用以区分商陆（Radix pokeweed）、桔梗（Platycodon grandiforus）等人参的伪品。

实时直接分析离子源技术（direct analysis in real time，DART）是一种非表面接触型解析 / 离子化质谱分析离子源技术。其原理是在大气压条件下，中性或惰性气体（如氦气）经放电产生电子激发态 He·原子，该激发态原子能级与周围或其他分子或离子能级较近，易于发生所谓的彭宁电离，使得周围分子或样品分子进行电离，或使其瞬间与待测样品表面解吸附和进行离子分子反应，实现样品电离，而后进行质谱或串联质谱检测，从而实现样品的实时直接分析。

不同于 ESI 或 DESI 等易受离子或溶剂抑制效应影响的离子化技术，DART 即使有高浓度的盐存在，或难挥发的溶剂存在，离子信号也不被干扰。

DART 不产生钠或钾加合离子。正电荷仅有质子化离子，负电荷仅有去质子化离子，仅产生单电（Allium siculum）荷离子，质谱图更简洁，易于谱图解析和定量分析。DART 的 TLC（薄层色谱分析）接口技术被用于分析植物药朝鲜当归（Angelica gigas Nakai）、吴茱萸和五味子，DART 离子化在生物碱、黄酮和木脂素类成分的研究方面均适用。另外，DART 技术也被用于槟榔藤（Archontophoenix alexandrae）的研究。

此外，还有多种常压电离技术，如表面解吸大气压化学电离技术（DAPCI）等。采用常压电晕放电（APCI）为基本手段，首先将电场的能量转移到带电的载体中，在无有机溶剂和无高速雾化气流的条件下工作，利用空气中的水生成初级离子进行工作，电离效率高，能够在单位时空内产生能量／电荷载体。然后能量／电荷载体被电场加速后溅射到载有样品的二维表面上，直接与裸露在固体体表的待测物发生能量／电荷传递作用，从而完成待测物分子的离子化。对挥发性物质或者在该固体表面上结合不牢固的物质的灵敏度较高。

对于非挥发性、表面结合致密牢固的样品，首先利用辅助溶剂产生高密度的带电液滴，然后将液滴喷射在固体表面，在表面形成局部解吸，由于液滴带有大量电荷，解吸物质则根据其对电荷的结合能力大小，结合不同数目的电荷；随着液滴中的溶剂迅速蒸发，微小的液滴和气相离子形成，完成表面物质电离的过程。六味地黄丸作为中成药的代表，能够由 DAPCI 技术结合 PCA（主成分分析）法，区分不同剂型、产地，5- 羟色胺的含量分析也作为六味地黄丸质量控制指标之一。DAPCI 还被成功地应用于红茶、绿茶、乌龙茶和普洱茶的指纹图谱识别分析。DAPCI 同样在测定含挥发性组分的样品方面具有优势，如对洋葱、蒜、韭菜的指纹图谱研究中，发现了各种香辛蔬菜的化学标记物。

根茎植物中含有大量的淀粉，常压电离源的辅助气温度较高，易造成样品碳化，气流辅助离子化电离（air flow assisted ionization，AFAI）技术能够解决这一问题，实验证明该技术对极性和非极性化合物的离子化效率均很好，灵敏度高，并且有望与其他常压电离源相结合。另外，冷喷雾电离（cold-spray ionization，CSI）和线性 - 柱气流放电离子源（line-cylinder glow discharge ion source）同样不需要高温气体，它们在蛋白的检测方面已经发挥出优势，可以填补植物蛋白常压离子化研究的空白。

此外，基于激光解吸附的常压电离（laser-based desorption ambient-ionization）的质谱技术，如表面辅助激光解吸电离源（surface-assisted laser desorption ionization，SALDI）质谱、电喷雾辅助激光解吸附电离（electrospray-assisted laser desorption ionization，ELDI）质谱和激光诱导声波解吸附（laser-induced acoustic desorption，LIAD）质谱成功地应用于 TLC 分离后的小分子化合物识别研究，能够大大简化天然产物分离纯化的程序。

质谱技术具有高灵敏度、高选择性、快速分析等优势，质谱分析不需提纯化合物，适合痕量成分分析，专属性强，能够同时定量检测多个成分，因此，质谱已成为现代中药研究中不可或缺的研究手段。目前，质谱技术已经在中药的成分研究、作用机制、质量控制等多方面，化学、生物学、药理学等多领域多学科发挥重要的作用。随着现代研究的不断发展，质谱技术和应用方法层出不穷，不仅推进了质谱学的进步，而且极大地促进了中药和天然产物的研究开发进程，有助于将中国民族医药推向世界。

第二章　质谱技术的基础知识

第一节　自然界同位素状态

迄今为止，已发现的元素有118种（其中94种在地球上存在），而原子的种类多达3000余种。质子数相同而中子数不同的原子互称"同位素（isotope）"，用 $_Z^A E$ 表示（如 $_6^{12}C$），其中上标 A 代表质量数，下标 Z 代表原子序数。一般可简单地表示为 $^A E$（如 ^{12}C）。

同位素按照是否自然存在可分为天然和人工同位素；按照稳定程度可分为稳定和不稳定同位素（又称放射性同位素）。目前发现的稳定同位素有300余种。所有元素中，有21种仅发现了一种同位素，这些元素被称为"单同位素元素（monoisotopic element）"或"纯元素（pure element）"；其余元素则有两种及以上的同位素，但往往以某一种为主，其余所占比例极少。自然界中，某一同位素的数量占该元素所有同位素的百分比，称为该同位素的"天然同位素丰度（natural lsotopic abundance, 以下简称'同位素丰度'）"。各同位素丰度构成了元素的"同位素分布（lsotopic distribution）"。同位素分布既可列表表示（表2–1），也可以同位素谱图（lsotopic pattern）表示（图2–1）。从外观看，同位素谱图与质谱图很相似。需要指出的是，表2–1中的"同位素丰度"与"相对丰度"并非同一概念，后者是以最高丰度同位素的丰度为100%。

表2-1　Sn的同位素分布

同位素质量 /u❶	同位素丰度 /%	相对丰度 /%
111.904824	0.0097	3.00
113.902783	0.0066	2.00

❶ u 为非国际单位，1 u=（1.6605402±0.0000010）×10⁻²⁷ kg。

续表 2-1

同位素质量 /u	同位素丰度 /%	相对丰度 /%
114.903345	0.0034	1.00
115.901743	0.1454	44.63
116.902954	0.0768	23.60
117.901607	0.2422	74.34
118.903311	0.0859	26.40
119.902202	0.3258	100.00
121.903440	0.0463	14.20
123.905277	0.0579	17.80

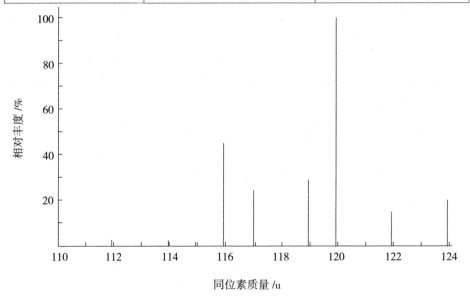

图 2-1 Sn 的同位素谱图

对于同一单质和化合物的分子或离子，尽管元素组成相同，但同位素组成（isotopic composition）却往往不同，因而存在多个精确质量。以 1，1 - 二氯 -2- 溴乙烯的分子离子 $Cl_2C\!=\!HCBr^{+\cdot}$ 为例加以说明。离子 $^{35}Cl_2{}^{12}C\!=\!{}^{1}H^{12}C^{79}Br^{+\cdot}$ 由各组成元素最高丰度的同位素组成，称为"单同位素离子"（由于是分子离子，也称为"单同位素分子离子"），其质量称为"单同位素质量"。其余含有一个或多个非最高丰度同位素的离子（非单同位素离子），如 $^{35}Cl^{37}Cl^{12}C={}^1H^{12}C^{79}Br^{+\cdot}$、$^{35}Cl_2^{13}C={}^1H^{12}C^{81}Br^{+\cdot}$、$^{35}Cl_2^{12}C={}^1H^{12}C^{81}Br^{+\cdot}$，称为"同位素离子（isotopic ion）"，其质量（均为精确质量）没有专门的称谓。单同位素离子与同位素离子代表了该离子的所有同位素组成，统称为 isotopolog 离子。"isotopolog"是"isotopic Homolog"的缩略词，暂译为"同位素同系物"。同种同位素同系物离子虽然同位素组成相同，但同位素所在位置可能不同，如 $^{35}Cl_2^{13}C={}^1H^{12}C^{79}Br^{+\cdot}$ 和 $^{35}Cl_2^{13}C={}^1H^{13}C^{79}Br^{+\cdot}$，这些离子互称为"同位素异构体离子（isotopomeric ion）"。显然，它们具有相同的精确质量。同理，对于分子 $Cl_2C=HCBr$，相应的术语为"单同位素分子""同位素分子""同位素同系物""同位素异构体（isotopomer，为'isotopic isomer'的缩略词）"。

分子或离子的同位素分布也可用列表或同位素谱图表示。图 2-2 为利用 ChemCalc 软件模拟的三种分辨率下的 $Cl_2C=HCBr^{+\cdot}$ 的同位素谱图。可见，$Cl_2C=HCBr^{+\cdot}$ 并非对应唯一的峰，而是呈现为"峰簇"。理论上，每一个峰对应一种同位素同系物离子（可能包含多种同位素异构体离子），所有峰构成一个"同位素簇（isotope cluster）"。单同位素离子和同位素离子对应的峰分别称"单同位素峰"和"同位素峰"。单同位素峰往往不是丰度最高的峰（尤其对于大分子化合物），当然单同位素峰离子也就往往不是丰度最高的离子——主离子（principal ion）。这是因为虽然单同位素离子中各组成元素的同位素具有最高丰度，但同位素同系物离子的丰度是各同位素异构体离子的丰度之和。需要注意的是，同位素谱图中，各同位素同系物离子的相对丰度取决于其组成元素中各同位素的丰度；而质谱图中，各单质或化合物的离子的相对丰度取决于其在样品中的含量。同位素谱图是同位素分布的直观表达，同时也是质谱图的"基本单元"。质谱图可视为各同位素谱图的集合。

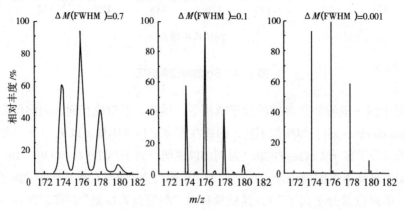

图 2-2　不同分辨率下的 $Cl_2C=HCBr^{+\cdot}$ 的同位素谱图

　　为了便于粗略估计或人工计算分子、离子的同位素分布，常将元素归为以下几类：

　　第一类是单同位素元素，用"X（或 A）类元素"表示。X 类元素一共有 21 种， 包 括 Be、F、Na、Al、P、Sc、Mn、Co、As、Y、Nb、Rh、I、Cs、Pr、Tb、Ho、Tm、Au、Bi 和 Pa（除 Bi 和 Pa 外，其余均为稳定同位素）。其实，单同位素元素并非真的仅有唯一的同位素，而是其他同位素太不稳定或并非存在于地球。

　　第二类是双同位素元素，可分为（X+1）、（X+2）和（X−1）类。X 代表某元素的最高丰度的同位素，（X+1）表示该元素中比 X 大 1 u 的同位素，依此类推。常见的（X+1）类元素有氢（^{1}H 和 ^{2}H ≡ D）、碳（^{12}C 和 ^{13}C）和氮（^{14}N 和 ^{15}N）。由于自然界中氚（^{3}H ≡ T）极罕见，因此氢可归入（X+1）类元素；而 D 的丰度也很低（0.0115%），因而大多情况下，氢可视为 X 类元素。常见的（X+2）类元素中，氯（^{35}Cl 和 ^{37}Cl）和溴（^{79}Br 和 ^{81}Br）在有机 MS 中最为重要，此外还有铜（^{63}Cu 和 ^{65}Cu）、镓（^{69}Ga 和 ^{71}Ga）、银（^{107}Ag 和 ^{109}Ag）、铟（^{113}In 和 ^{115}In）和锑（^{121}Sb 和 ^{123}Sb）。其他一些元素尽管存在两个以上的同位素，但很多情况下可视为（X+2）类元素，如氧（^{16}O 和 ^{18}O）、硫（^{32}S 和 ^{34}S）和硅（^{28}Si 和 ^{29}Si）。（X−1）类元素有锂（^{6}Li 和 ^{7}Li）、硼（^{10}B 和 ^{11}B）和钒（^{50}V 和 ^{51}V）。

　　第三类是多同位素元素，有两种以上的同位素，如 Pb 有 4 种，Sn 有 10 种。

　　分子或离子的同位素分布通用的计算思路是利用多项式定理：设某离子为 $A_mB_nC_o\cdots^+$，其同位素分布可用下式计算：

$$(a_1 + a_2 + a_3 + \cdots)^m (b_1 + b_2 + b_3 + \cdots)^n (c_1 + c_2 + c_3 + \cdots)^o \cdots \qquad (2-1)$$

a_1，a_2，a_3，$\cdots$ 表示元素 A 中各同位素（简化计算时可忽略低丰度的同位素，下同）的丰度，b_1，b_2，b_3，$\cdots$ 表示元素 B 中各同位素的丰度，c_1，c_2，c_3，$\cdots$ 表示元素 C 中各同位素的丰度，以此类推；m，n，o，$\cdots$ 表示元素 A，B，C，$\cdots$ 的原子个数。式（2-1）展开、化简、合并同类项后得到一个多项式，每一项的值表示一种同位素同系物离子的丰度，每一项中除系数外的字母组合代表了该离子的同位素组成（由此可得到离子的精确质量）。但是，若按式（2-1）计算，即便是仅含 C、H、O、N 的有机小分子，人工计算的工作量也是相当大的。现在有很多商业和共享软件（通常称为"同位素分布 / 谱图计算器 / 生成器"）可用于同位素分布的计算。但是，对于中到大分子化合物，其同位素组成的组合数十分庞大，若要精确计算，即使使用计算机，也要求用高性能的计算机，否则耗时较长。实际上，这样的精确计算也无必要，因为相对丰度低于 0.1% 的离子用处已不大。因此，近年来出现了其他一些算法（如 algorithm），可在保证一定准确度的前提下，简化运算过程，提高运算速度。需要注意的是，对于大分子化合物，不同软件计算得到的同位素分布可能存在一些差异，因此在使用这些软件前，有必要先了解它们的算法。

第二节　质谱中的有机分子裂解及主要离子

一、质谱中的有机分子裂解

有机化合物分子在离子源中受高能电子轰击而电离成分子离子。分子离子的稳定性不同，有的进一步裂解或发生重排，生成碎片离子；有些新生成的碎片离子也不稳定，再发生裂解，形成质量更小的碎片离子。因此在电离室中，除分子离子外，还有多种质荷比不同的碎片离子生成。这些离子经电场加速、质量分析器分离，最后被记录下来，形成了质谱中许多质荷比不同的离子峰。掌握离子的裂解规律，有助于分析质谱给出的分子离子和碎片离子的裂解过程，以推测化合物的结构。

（一）开裂的表示方法

1. 均裂

σ - 键开裂时，每一个原子带走一个电子，用单箭头表示一个电子的转移过程，有时也可以省去一个单侧箭头。例如：

$$X \overset{\frown}{\underset{}{\quad}} \dot{Y} \longrightarrow \dot{X} + \dot{Y} \text{ 或 } X \overset{\frown}{\underset{}{\quad}} \dot{Y} \longrightarrow \dot{X} + \dot{Y}$$

$$R_1 - CH_2 \cdots CH_2 \overset{\cdots}{-} \overset{\cdot\cdot}{O} - R_2 \longrightarrow R_1 - \dot{C}H_2 + CH_2 = \overset{+}{O} - R_2$$

2. 异裂

σ - 键开裂时，两个电子均被其中的一个原子带走，用双侧箭头表示两个电子的转移过程。例如：

$$\overset{\frown}{X} \overset{\frown}{\underset{}{\quad}} \dot{Y} \longrightarrow \dot{X} + \dot{Y}$$

$$R_1 - CH_2 \cdots \overset{\cdot\cdot}{O} - CH_2 - R_2 \longrightarrow R_1 - \overset{+}{C}H_2 + \dot{O} - CH_2 - R_2$$

3. 半异裂

已电离的 σ – 键中仅剩一个电子，裂解时唯一的一个电子被其中的一个原子带走，用单侧箭头"⌒"表示。例如：

$$X + \cdot Y \longrightarrow \overset{+}{X} + \dot{Y}$$

$$R_1 - CH_2 + \cdot CH_2 - R_2 \longrightarrow R_1 - \overset{+}{C}H_2 + \dot{C}H_2 - R_2$$

（二）离子的裂解类型

化合物的裂解与分子中是否存在杂原子、是否含有双键或苯环等不饱和体系有着密切的关系。下面介绍质谱中最基本、最常见的裂解方式，有些离子的形成过程比较复杂，但也是由这些最基本的裂解组成的。

1. 简单裂解

（1）σ – 键的裂解。

σ – 键的裂解（σ -bond cleavage）是饱和烷烃类化合物唯一的裂解方式。烷烃类化合物中不含有 O、N、卤素等杂原子，也不含有 π 键时，只能发生 σ – 键的裂解。如：

$$RCH_2 - CH_2 \cdot \xi \cdot CH_2 \cdot \xi \cdot CH_2 \cdot \xi - \overset{+}{C}H_3$$

$$\xrightarrow{a} RCH_2 - CH_2 - CH_2 - \overset{+}{C}H_2 + \dot{C}H_3$$
$$m/z\ M-15$$

$$\xrightarrow{b} RCH_2 - CH_2 - \overset{+}{C}H_2 + \cdot CH_2CH_3$$
$$m/z\ M-29$$

$$\xrightarrow{c} RCH_2 - \overset{+}{C}H_2 + \dot{C}H_2CH_2CH_3$$
$$m/z\ M-43$$

在烷烃的质谱中常见到由分子离子峰失去如 $\cdot CH_3$、$\cdot CH_2CH_3$、$\cdot CH_2CH_2CH_3$ 等不同质量的自由基所形成的一系列带有偶数个电子的碎片离子峰，这些离子均是由分子中的 σ – 键裂解而成的。反过来，分析这些碎片离子或者形成这些碎片离子所丢失的自由基，可以确定分子中所存在的烷基结构。

（2）α – 裂解。

α – 裂解（α -cleavage）是由自由基中心引发（radical-site initiation）的一种裂解，是质谱中碎片离子形成的一种最重要的机制。化合物分子在电离室中受高能电子的轰击，生成带有自由基的分子离子或碎片离子，其自由基中心具有强烈的成对倾向，可提供一个电子，与邻接原子（即 α 原子）提供的一个电子形成新键，与此同时，这个 α 原子的另一个键断裂，因此这个裂解过程通常称为 α – 裂解。

含杂原子的饱和化合物：

$$R—\overset{\frown}{CR_2}—\overset{+}{\dot{Y}R} \xrightarrow{\alpha} \dot{R}+CR_2=\overset{+}{Y}R$$

如：

$$CH_3—\overset{\frown}{CH_2}\underset{m/z\ 60}{—\overset{+}{\dot{O}}CH_3} \xrightarrow{\alpha} \dot{C}H_3+\underset{m/z\ 45}{CH_2=\overset{+}{O}CH_3}$$

$$CH_3—\overset{\frown}{CH_2}\underset{m/z\ 73}{—\overset{+}{\dot{N}}HCH_2CH_3} \xrightarrow{\alpha} \dot{C}H_3+\underset{m/z\ 58}{CH_2=\overset{+}{N}HCH_2CH_3}$$

含杂原子的不饱和化合物：

$$R—\overset{\frown}{CR}=\overset{+}{\dot{Y}} \xrightarrow{\alpha} \dot{R}+CR\equiv\overset{+}{Y}$$

如：

$$CH_3\underset{m/z\ 58}{—\overset{\overset{\displaystyle \overset{+}{\dot{O}}}{\|}}{C}—CH_3} \xrightarrow{\alpha} \dot{C}H_3+\underset{m/z\ 43}{\overset{\overset{\displaystyle \overset{+}{O}}{\|}}{C}—CH_3}$$

含苯环的化合物：

$$\xrightarrow{\alpha} \underset{m/z\ 77}{} \longleftrightarrow C_6H_5^+$$

杂环类化合物：

$$\underset{m/z\ 100}{} \xrightarrow{\alpha} \underset{m/z\ 71}{} + \dot{C}H_2CH_3$$

　　α–裂解反应的驱动力与自由基中心给电子的倾向有着平行的关系，即自由基中心给电子的倾向越强烈，由其引发的这种α–裂解反应就越容易进行。一般情况下，自由基中心给电子的倾向由强到弱的顺序为 N > S，O，π，R· > Cl，Br > H。其中 π 表示一个不饱和中心，R· 表示一个烷自由基。从这个顺序可以看出含 N 的化合物易发生α–裂解。

　　醇、胺、醚、醛、酮、酸、酯、酰胺及卤素取代的化合物等均可发生这种由自由基引发的裂解。例如苯基离子比较稳定，含有苯环的化合物容易发生自由基引发的α–裂解，生成 m/z 77 的苯基离子。

当一个母体离子存在着可以发生 α - 裂解的若干个化学键时，这几个化学键都可以断裂，但以脱去较大基团的 α - 裂解为主。如 2- 丁醇（图 2-3）的质谱裂解中，脱去乙基后生成的 m/z 45 碎片离子为基峰，而脱去甲基后生成的碎片离子 m/z 59 仅为 17.6%。

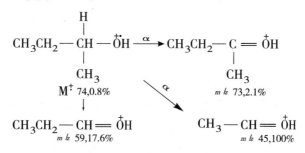

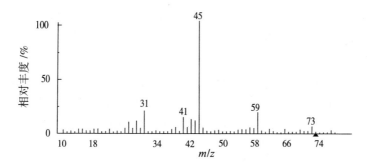

图 2-3　2- 丁醇的质谱图

一个烯烃双键或一个苯基 π 系统受电子轰击失去一个 π 键电子，剩余的一个 π 键电子形成一个自由基中心，此时该自由基中心（单电子）可以在双键的任何一个碳原子上，由其引发 α - 裂解反应，产生一个稳定的烯丙基离子或者苄基离子。这种裂解通常发生于含有双键的链烃或者带有烷基侧链的芳香类化合物中，而且是最主要的裂解方式，所产生的离子峰常为基峰。

烯丙型裂解（allylic cleavage）：

如：

苄基裂解（benzyliccleavage）：

$$m/z\ 91,100\%$$

（3）i 裂解。

i 裂解（inductive cleavage）也称诱导裂解，是由电荷引发（charge-site initiation）的一种裂解，也是质谱中碎片离子形成的一种最重要的方式。对于某些含有杂原子的离子，其所带的电荷也可以引发化学键的断裂，且以异裂的方式进行，两个电子同时转移到同一个带正电荷的碎片上，导致正电荷的位置发生迁移，该裂解过程称为 i 裂解。i 裂解过程的电子转移以双箭头" "表示。一般地讲，发生 i 裂解的易难顺序为卤素 > O，S ≫ N，C，即含卤素的化合物易进行 i 裂解。

i 裂解和 α - 裂解在同一个母体离子的裂解时可以同时发生，具体以哪一种裂解为主，主要由裂解所产生的离子碎片结构的稳定性来决定。根据上述两种裂解发生的难易顺序可知，一般含氮原子的结构进行 α - 裂解，含卤素的结构则易进行 i 裂解。

含 O、S、N 的化合物：

$$RCH_2 \overset{+\cdot}{Y} - R \xrightarrow{i} R\overset{+}{C}H_2 + \overset{\cdot}{Y} - R$$

如：

$$\underset{m/z\ 60,25.8\%}{CH_3CH_2 \overset{+\cdot}{O} - CH_3} \xrightarrow{i} \underset{m/z\ 29,49.2\%}{CH_3\overset{+}{C}H_2 + \overset{\cdot}{O}CH_3}$$

含卤素的化合物：

$$RCH_2 \overset{+\cdot}{Y} \xrightarrow{i} R\overset{+}{C}H_2 + \overset{\cdot}{Y}$$

如：

$$\underset{m/z\ 156,100\%}{CH_3CH_2 \overset{+\cdot}{I}} \xrightarrow{i} \underset{m/z\ 29,90\%}{CH_3\overset{+}{C}H_2 + \overset{\cdot}{I}}$$

含羰基的化合物：

$$R_1 \atop R_2 \Big\rangle C = \overset{+}{\dot{Y}} \Big(\longrightarrow {R_1 \atop R_2} \Big\rangle \overset{+}{C} - \dot{Y} \Big) \overset{i}{\longrightarrow} R_1^+ + R_2 - \dot{C} = Y$$

如：

$$CH_3CH_2 \overset{\overset{+}{\overset{\parallel}{O}}}{\underset{m/z\ 72,25\%}{-C}} - CH_3 \overset{i}{\longrightarrow} CH_3CH_2 + \overset{\overset{\dot{O}}{\overset{\parallel}{O}}}{\underset{m/z\ 29,17.5\%}{C}} - CH_3$$

$$CH_3CH_2 \overset{\overset{+}{\overset{\parallel}{O}}}{-C} \overset{i}{\longrightarrow} CH_3\overset{+}{C}H_2 + CO$$

2. 重排

在离子的裂解过程中，对于结构较为复杂或烃链比较长的化合物，除发生上述简单裂解外，还发生重排。在重排中，一般情况下涉及至少两个键的断裂，既有原化学键的断裂，也有新化学键的生成，裂解产物中还常常有原化合物中不存在的结构单元。重排在化合物的裂解过程中比较普遍，有时这样的重排比较随意，所产生的离子无法用于推断结构式。但是很多重排是按照人们熟知的机制发生的，所产生的离子对于推断结构式是很有价值的。

（1）自由基中心引发的重排。

自由基中心引发的重排（radical-site rearrangement）是质谱中最重要的一种重排。自由基引发的重排一般包括氢原子重排（hydrogen-atom rearrangement，rH）和置换反应（displacement reactions，rd）等。在重排过程中，氢原子或者基团的位置发生迁移，同时自由基中心的位置也发生变化。

①麦氏重排：麦氏重排（McLafferty rearrangement，McL）是一种最常见的由自由基引发的氢原子重排，是由 McLafferty 于 1959 年发现的。在研究醛酮类化合物的裂解方式时，发现当羰基的 β - 键开裂时 γ 位碳上的氢原子（γ-H）重排到羰基氧原子上，这个发现也被后来的氘标记实验所证实。从立体化学上看，γ-H 的重排是易于发生的，因为当形成六元过渡态时与羰基的氧原子空间距离很近，约为 0.18 nm。麦氏重排可用通式表示为：

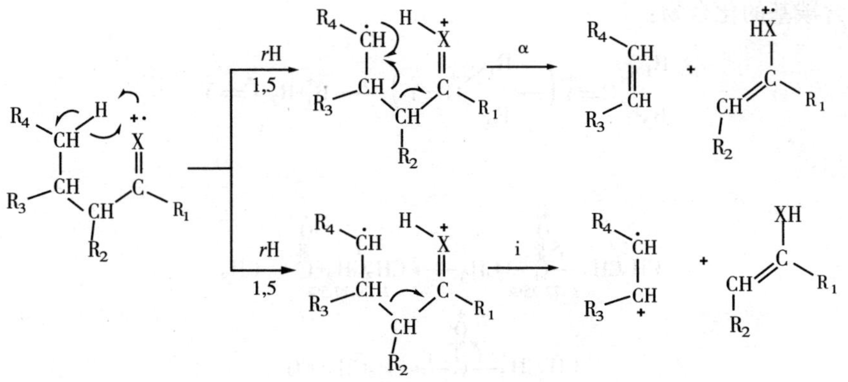

rH 1,5　α

rH 1,5　i

m/z 58,29.2%

m/z 42,3.4%

M^+ 72,8.3%

M^+ 136,25%

m/z 94,100%

　　通式中，rH 表示氢原子的重排，氢原子由 5 位碳上重排到 1 位 X 原子上，即双键或羰基的 γ 位碳原子上的氢重排到双键或羰基的 X 原子上；X 为有机化合物中常见的几种元素，如 C、N、O、S 等。麦氏重排的发生需要具备几个条件：一是分子中有不饱和的 π 键（如羰基、双键、三键、苯环等）；二是相对于π 键的 γ 位碳上有氢原子（γ −H）；三是可以形成六元环的过渡态。如上述通式所示，重排过程可能发生 α − 裂解或 i 裂解，产生不同的碎片离子，但原来含 π 键的一侧带正电荷的可能性较大，同时还生成一个中性碎片。醛、酮、酯、酸、烯烃、炔、腈、芳香类化合物等均可以发生麦氏重排，所产生的碎片离子可提供确定化合物的结构信息。

　　常见的麦氏重排有：

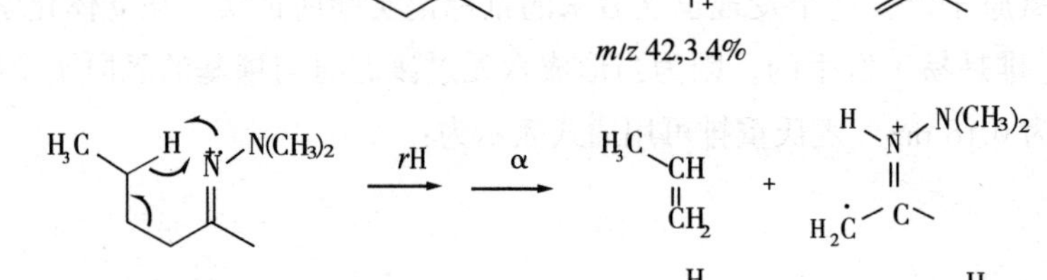

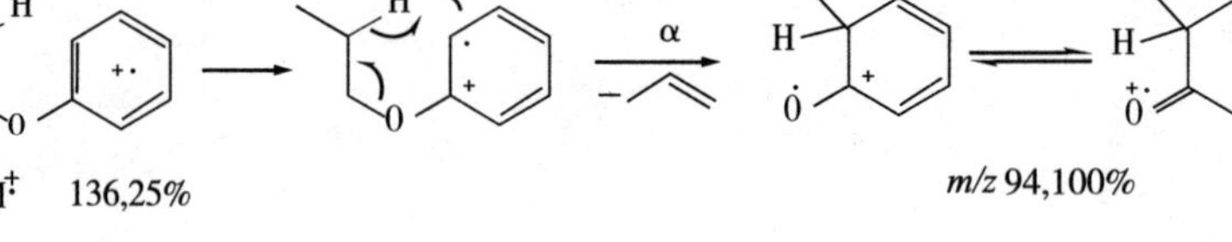

　　麦氏重排不但在分子离子的裂解过程中发生，而且经简单开裂或者重排后生成的碎片离子若符合麦氏重排的条件，还可以再发生麦氏重排。如戊酸丙酯的质谱（图2-4）。

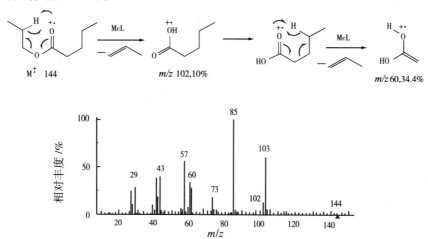

图 2-4　戊酸丙酯的质谱图

　　②含有杂原子的重排：含有杂原子的饱和化合物也可以发生由自由基引发的氢原子重排，受到电子轰击后，杂原子失去一个电子，形成分子离子，其未成对电子可以与分子内空间距离较近的氢形成一个新键，并引起这个氢原有的键断裂。

　　第一步发生重排的氢原子可以是任意位置上的，只要该氢原子在空间距离上与自由基中心最近，即中间过渡态不一定是六元环，也可以是五元环、四元环或三元环等；第二步反应可以是 α - 裂解，也可以是 i 裂解，脱去的杂原子碎片是中性小分子，因为该杂原子的电负性较强，接受电子的倾向强，对电荷的争夺力弱，这使得电荷的转移容易发生。一般情况下，脱去的杂原子碎片有 H_2O、C_2H_4、CH_3OH、H_2S、HCl 和 HBr 等。

　　按照杂原子的不同，该类重排可分为：

　　醇类化合物：在含有氧原子的醇类化合物质谱中，经常见到因脱水重排而生成的碎片离子峰（M-18等）。有时，生成的碎片离子还可以进一步发生 i 裂解，产生次级碎片离子。如正庚醇的质谱（图2-5）。

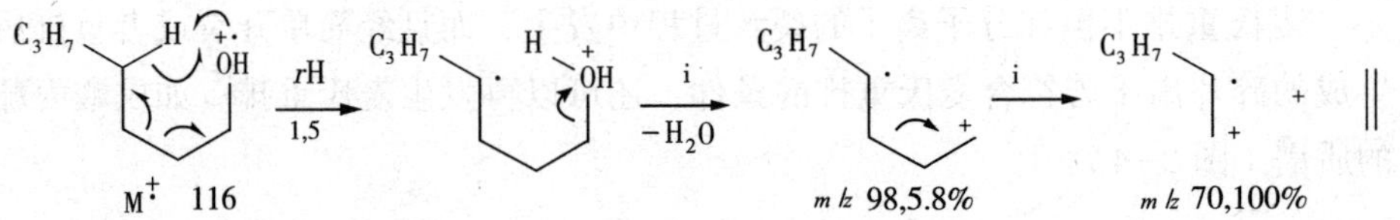

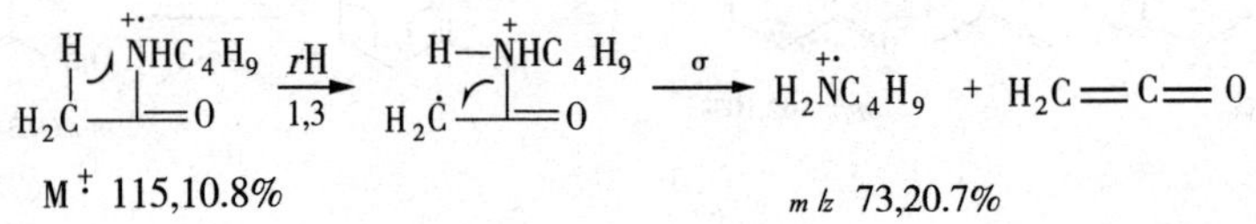

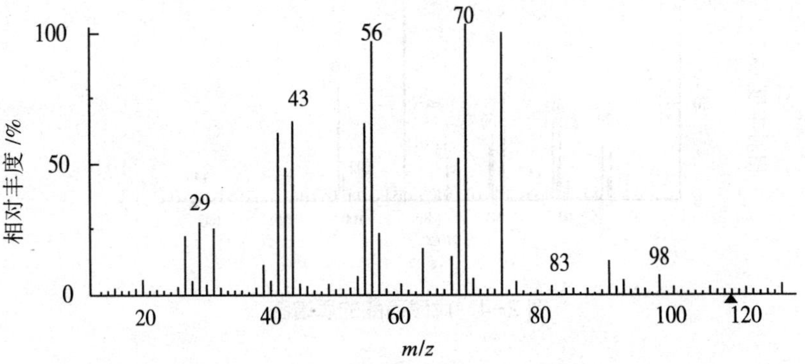

图 2-5　正庚醇的质谱图

对于醇类化合物，尤其对于含羟基较多的醇类化合物，热稳定性较差，一般电子轰击前就已脱水，这样的脱水一般为 1,2 脱水，生成烯烃后再在电子轰击下进行电离；对于热稳定性较好的醇类化合物，受电子轰击后，易生成脱水离子。因此，醇类化合物的分子离子峰一般较弱，有的甚至不出现分子离子峰。对于多元醇类化合物，有时可以观察到连续的脱水离子碎片。

含氮原子的化合物：对于含有氮原子的胺类化合物，经重排后，常发生 α - 裂解，电荷保留在含氮的结构碎片中。如 N - 正丁基乙酰胺的质谱（图 2-6）。

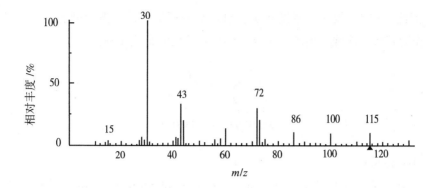

图2-6　N－正丁基乙酰胺的质谱图

含氯原子的化合物：与醇类化合物类似，链状的卤代烃易发生脱去卤化氢的重排。如1-氯己烷的质谱（图2-7）。

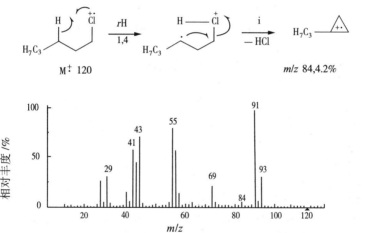

图2-7　1-氯己烷的质谱图

③置换反应：与上述由自由基引发的氢原子重排不同，有时自由基也可以引发置换反应，在分子内部两个原子或基团（一般为带自由基的）能够相互作用，形成一个新键，同时伴有另一个键的断裂，失去一个自由基。这种重排在卤代烃中最常见，如1-氯己烷的质谱（图2-7）。

因此，在 1-氯代（或溴代）长链烷烃的质谱中，含卤素的五元环碎片离子常作为基峰或次强峰出现，是这一类化合物的特征离子峰。

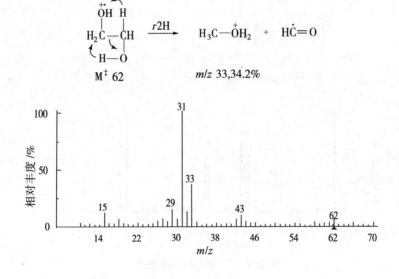

④其他重排。

双氢重排：双氢重排（rearrangement of two hydrogen atoms，$r2H$）是指多个键发生断裂，同时有两个氢发生迁移，并脱去一个烷自由基的重排。如乙二醇（图 2-8）通过四元环过渡态发生双氢重排，生成 m/z 33 的离子，峰强度很大。其质谱裂解过程如下：

图 2-8　乙二醇的质谱图

脱羰基重排：酚类和不饱和环酮类化合物易发生重排开裂，脱去羰基，生成质量数为偶数的碎片离子。

（2）电荷中心引发的重排。

电荷中心引发的重排（charge-site rearrangements）也是一种常见的重排。通常，电荷存在于杂原子上，在由其引发的重排中，氢原子重排到杂原子上，同时发生 i 裂解，脱去了一个中性小分子。如二乙胺质谱（图 2-9）中由离子 m/z 58 生成离子 m/z 30 的裂解过程：

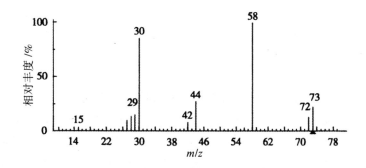

$$CH_3CH_2 \overset{+}{NH}-CH_2-CH_3 \xrightarrow{\alpha} H_2C\underset{CH_2}{\overset{H \quad \overset{+}{NH}=CH_2}{|}} \xrightarrow[1,3]{rH} H_2\overset{+\cdot}{N}=CH_2 + H_2C=CH_2$$

$$M^{\ddagger}\ 73,21.7\% \qquad\qquad m/z\ 58,100\% \qquad\qquad m/z\ 30,85\%$$

图 2-9　二乙胺的质谱图

在 N – 正丁基乙酰胺的质谱（图 2-6）中，基峰 m/z 30 碎片离子的生成过程中也存在电荷引发的氢重排，如：

$$H_2C\underset{O}{\overset{H \quad H\overset{+\cdot}{N}-CH_2-C_3H_7}{|}} \xrightarrow{\alpha} H_2C\underset{C=O}{\overset{H \quad \overset{+}{NH}=CH_2}{|}} \xrightarrow[1,3]{rH} H_2\overset{+}{N}=CH_2 + H_2C=C=O$$

$$M^{\ddagger}\ m/z\ 115,10.8\% \qquad\qquad\qquad m/z\ 30,100\%$$

3. 环状结构的分解

环状结构的分解（decomposition of cyclic structures）是指一个环状结构通过两个键的断裂产生碎片离子的裂解。在环状结构中，一个键的断裂只是改变了结构中自由基与电荷之间的距离，不能引起离子质荷比的变化，要产生新的离子，需要两个或两个以上的键断裂。

（1）逆 Diels-Alder 反应。

逆 Diels-Alder 反应（retro-Diels-Alder reaction，RDA 反应）是不饱和环状结构裂解的一种最重要的机制。当分子结构中存在一个环己烯结构单元时，π电子容易失去一个电子而产生自由基和电荷，引发逆 Diels-Alder 反应。如：

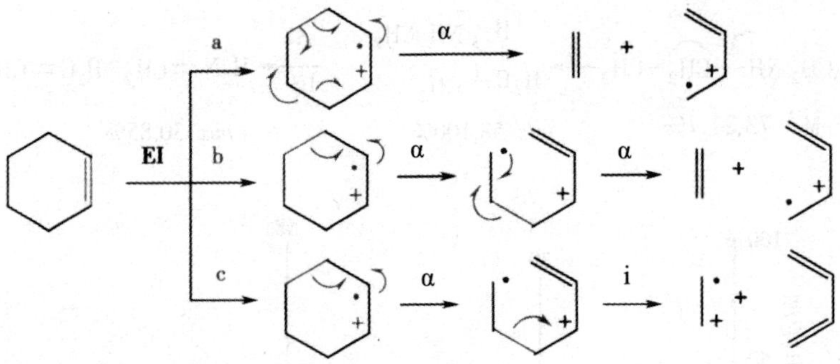

在环己烯的质谱中，丁二烯离子为次强峰。丁二烯离子的产生有两条途径：a 途径和 b 途径，其中 a 途径是主要的。在 a 途径中，两个键同时发生 α - 裂解。在 b 途径中，先由自由基引发形成烯丙离子的 α - 裂解，再由新生成的自由基引发第二次 α - 裂解。若环己烯先发生由自由基引发的 α - 裂解，再发生由正电荷引发的 i 裂解，即发生正电荷迁移，则产生乙烯离子。

从上述裂解过程可以看出，该重排反应正好是有机合成反应中 Diels-Alder 反应的逆反应，故称为逆 Diels-Alder 反应。该重排反应是 Biemann 首先发现的，也是一个普遍存在的离子裂解方式。Diels-Alder 反应裂解可以产生两种正离子：丁二烯离子和乙烯离子，其中以丁二烯离子为主。在含有环己烯结构的化合物的 Diels-Alder 反应产物中，正电荷一般保留在丁二烯结构碎片上，但是在质谱中也会经常出现乙烯离子，有时甚至是基峰，这种电荷是保留还是迁移主要取决于环己烯衍生物的取代基以及生成的碎片离子的稳定性。可用通式表示如下：

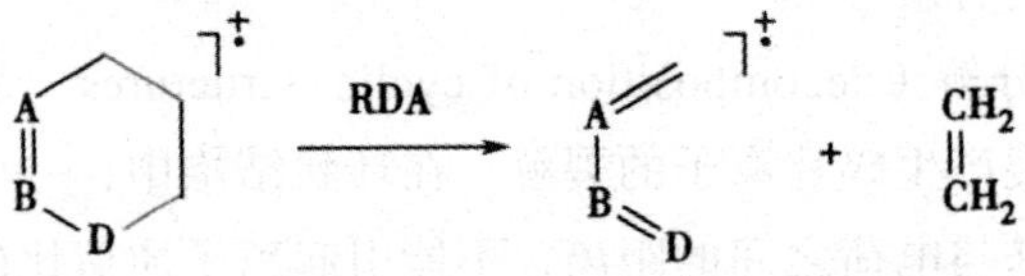

如 3，5，5- 三甲基环己烯质谱（图 2-10）中离子 $m/z = 68$ 和 $m/z = 56$ 的生成：

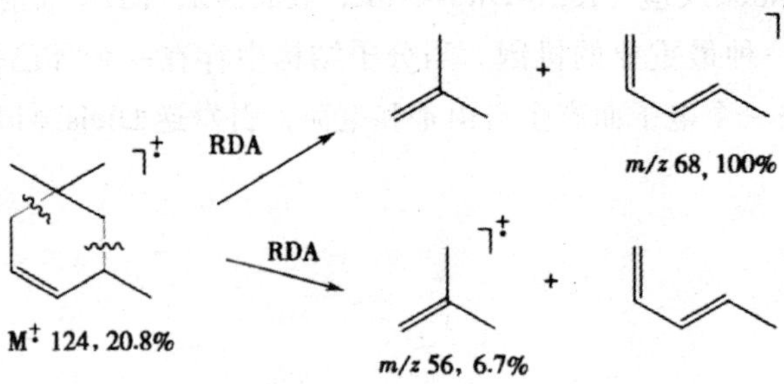

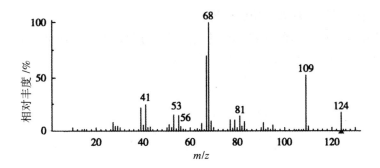

图 2-10　3，5，5-三甲基环己烯的质谱图

氮杂环结构，如：

M⁺ 113

m/z 98, 100%

m/z 70, 12%

Δ¹² 齐墩果烯类结构，如齐墩果酸：

M⁺ 456

m/z 208

m/z 248

（2）饱和环状结构的分解。

饱和环状结构的分解也需要断裂两个键才能产生碎片离子，如环己烷、四氢呋喃环的分解。

M⁺ 84

m/z 56

m/z 80

m/z 42

（3）杂原子取代环状结构的分解。

　　含有杂原子取代基的环状结构易发生环的分解，除发生环上 2 个键的断裂外，还常伴有氢的重排。可用通式表示如下：

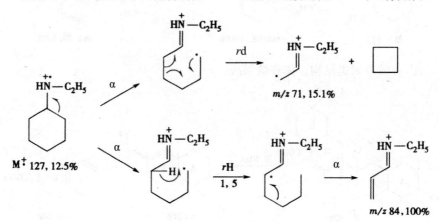

　　含氮原子取代基的环状化合物如 N－乙基环己胺（图 2-11）的分解：

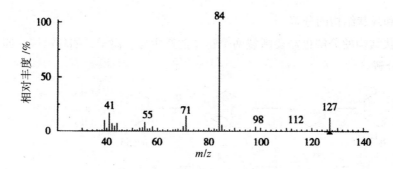

图 2-11　N－乙基环己胺的质谱图

含卤素原子取代的环状化合物, 如:

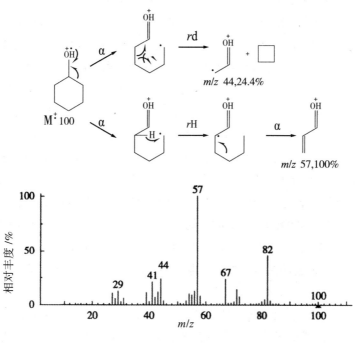

含氧原子取代的环状化合物, 如环己醇(图 2-12)的分解:

图 2-12 环己醇的质谱图

环酮类化合物, 如环己酮衍生物:

二、质谱中的主要离子

在质谱中，由化合物裂解而来的各种离子基本都能观察到，当然这些离子需要具有一定的丰度。在质谱图中，观察到的离子主要有分子离子峰和碎片离子峰，有时也能见到亚稳离子峰。

（一）分子离子

质谱中，分子离子（molecular ion）是最具有价值的结构信息，可以用于确定化合物的分子量和分子式，在化合物的结构鉴定中具有重要的作用。在电子轰击质谱中，一般小分子化合物都能得到它的分子离子峰，但当化合物的热稳定性差、极性大不易汽化或醇羟基较多时，其分子离子峰较弱或不出现。

1.分子离子峰

质谱图中的峰一般为单电荷离子，因此通常情况下质谱中离子的质荷比在数值上就等于该离子的质量。分子离子是样品分子在电离室中受电子轰击后失去1个电子且不再裂解所形成的，因此在质谱中找到了化合物的分子离子峰，也就确定了化合物的分子量。

在书写有机化合物的分子离子时，应注意电荷的位置与其化学结构有密切的关系。通常 n 电子的能量高于 π 电子的，π 电子的能量又高于 σ 电子的，当样品分子发生电离时，能量最高的 n 电子最容易失去电子而带正电荷，其次是 π 电子，再次为 σ 电子，也即由易到难失去电子的顺序为 n 电子 > π 电子 > σ 电子。

2.判断分子离子峰的原则

在质谱图中，分子离子峰一般为质荷比最大的离子峰，但是质荷比最大的离子峰不一定是分子离子峰，主要有几个方面的原因：①样品难以汽化、热稳定性差或在电离时易脱去水等中性小分子，致使质谱中没有分子离子峰；②比样品分子量更大的杂质分子离子峰的存在；③元素同位素离子峰的干扰；④样品有时以（M+1）峰或（M-1）峰的形式存在。

最大质量数的离子峰是不是分子离子峰，应符合分子离子峰的特征，以下几点为判断分子离子峰的原则：

（1）必须是质谱中质量数最大的离子峰，即为谱中最右端的离子峰（同位素离子峰例外）。

（2）必须是奇电子离子。

（3）与其左侧的离子峰之间应有合理的中性碎片（自由基或小分子）丢失，这是判断该离子峰是不是分子离子峰的最重要的依据。

在离子的裂解过程中，失去的中性碎片在质量上有一定的规律性，如失去 H（M-1）、CH_3（M-15）、H_2O（M-18）碎片等。质量数在 M-3~M-13 和 M-20~M-25 都没有合理的中性碎片可解释，因为有机分子中不含这些质量数的基团。当发现质谱中最大质量数的离子峰与其左侧的离子峰之间存在上述不合理的质量差时，说明该最大质量数的离子不是分子离子。常见的容易脱去的中性分子或自由基如表2-2所示。

表2-2 常见的容易脱去的中性分子或自由基

质量差	中性分子或自由基
M-1	·H
M-2	H_2
M-15	·CH_3
M-17	·OH、NH_3
M-18	H_2O
M-28	$CH_2{=}CH_2$
M-29	·CH_2CH_3
M-30	HCHO、—CH_2NH_2
M-31	·CH_2OH,·OCH_3
M-32	CH_3OH
M-35	·Cl
M-36	HCl
M-43	·C_3H_7
M-45	·OCH_2CH_3
M-57	·C_4H_9
M-71	·C_5H_{11}

（4）应符合氮规则。即当化合物不含氮原子或者含有偶数个氮原子时，其分子离子的质量数为偶数；当化合物含有奇数个氮原子时，其分子离子的质量数为奇数。

其原因在于在有机化合物中，除氮元素（^{14}N 的价键数为 3）外，其他所有常见元素最大丰度同位素原子的质量数和价键数均同为偶数（如 ^{12}C 和 ^{28}Si 的价键数为 4，^{16}O 和 ^{32}S 的价键数为 2）或者同为奇数（^1H、^{19}F、^{35}Cl 和 ^{79}Br 的价键数为 1，^{31}P 的价键数为 3）。

根据氮规则，如果知道化合物不含氮原子或含偶数个氮原子，其质谱中最大质量数的离子质量应为偶数，若为奇数时，则该离子不是分子离子；同样，在含有奇数个（一个或多个）氮原子时，其质谱中最大质量数的离子质量应为奇数，若为偶数时，则该离子不是分子离子。

（5）分子离子峰与 [M+1]$^+$ 峰或 [M-1]$^-$ 峰的判别：有些化合物在质谱中的分子离子峰较弱或不出现，而是以 [M+1]$^+$ 峰或 [M-1]$^-$ 峰的形式出现，有时甚至很强。如果能正确地判断 [M+1]$^+$ 峰或 [M-1]$^-$ 峰，其结果如同获得分子离子峰一样，也可用来确定化合物的分子量。在电子轰击质谱中，醚、酯、胺、酰胺、氨基酸酯、胺醇、腈化物等可能具有较强的 [M+1]$^+$ 峰；芳醛、某些醇、甲酸与醇或胺形成的酯或酰胺等可能有较强的 [M-1]$^-$ 峰。

质谱中 [M+1]$^+$ 峰或 [M-1]$^-$ 峰往往也是质荷比最大的离子峰，容易与分子离子峰相混淆，与分子离子峰的区别主要有以下几点：① [M+1]$^+$ 峰或 [M-1]$^-$ 峰均为偶电子数。②应用氮规则判断时，正好与分子离子峰的特点相反，也即当化合物不含氮或者含有偶数个氮原子时，其 [M+1]$^+$ 峰或 [M-1]$^-$ 峰的质量数为奇数；当化合物含有奇数个氮原子时，其 [M+1]$^+$ 峰或 [M-1]$^-$ 峰的质量数为偶数。③在质谱中，与其左侧碎片离子峰的质量数之差，对于 [M+1]$^+$ 峰或 [M-1]$^-$ 峰来说，需要减去 1 或加上 1 才能解释其所丢失碎片的合理性。

通常 EI 离子源中轰击电子的能量为 70 eV，当质谱中化合物的分子离子峰很弱或未出现分子离子峰时，可以通过降低轰击电子的能量（如 15 eV）增加分子离子峰的相对丰度；或者将待测化合物先甲醚化或乙酰化，再进行 EI 电离；或者采取软电离技术，以直接或间接获得化合物的分子量。

3. 分子离子峰的相对丰度

在质谱中，分子离子峰的相对丰度与化合物的结构密切相关，有些化合物形成的分子离子峰稳定性较强，则其丰度就较大；有些化合物的分子离子峰稳定性较差，易发生进一步的裂解，则其分子离子的相对丰度就较小。

（1）具有 π 电子系统的化合物如芳烃类化合物、共轭多烯类化合物等，其分子离子的相对丰度较大。对于这些化合物，受电子轰击时，易丢失一个 π 键电子，所形成的正电荷能被其共轭系统所分散，从而提高了其分子离子的稳定性。如甲苯的分子离子相对丰度为78.0%，苄基离子与卓鎓离子之间是相互转化的，从而增加了其分子离子的稳定性。

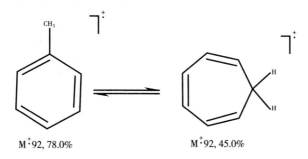

（2）具有环状或多环类结构的化合物也具有较大相对丰度的分子离子峰，这是因为环状化合物需要经过两次或更多次的裂解才能由分子离子分解成碎片离子。

（3）当化合物中存在某些容易失去的基团或者失去某些基团所得到的离子更稳定时，其分子离子峰的相对丰度就较小。如某些醇类和卤代烃类化合物。

（4）当分子中的烃基具有高度分支时，其分子离子峰的相对丰度也变小。因为它们裂解所形成的正碳离子较稳定，其稳定性大小为叔正碳离子 > 仲正碳离子 > 伯正碳离子。分支越多，化合物的分子离子就越容易裂解成稳定性更好的碎片离子，分子离子峰就越弱。

因此，在有机化合物的质谱中，分子离子峰的强度顺序如下：①芳香类化合物 > 共轭多烯 > 脂环化合物 > 短直链化合物 > 某些含硫化合物，这些化合物均能给出较显著的分子离子峰；②直链的酮、醛、酸、酯、酰胺、醚、卤化物等通常显示分子离子峰；③脂肪族且分子量较大的醇、胺、亚硝酸酯、硝酸酯等化合物及高分支链的化合物没有分子离子峰。

由于化合物的结构复杂多样，官能团的种类、数量、位置等变化较多，其质谱裂解也比较复杂，因此不符合上述三点总结的例外者也很多。

（二）同位素离子

1.同位素离子峰

质谱中，化合物的分子离子及其碎片离子一般都存在同位素离子峰。

自然界中，大多数元素都存在着同位素，其中轻质量的同位素一般相对丰度最大，而比轻质量的同位素重1～2个质量单位的同位素相对丰度较小。组成有机化合物的一些主要元素也符合这个规律，如 C、H、O、N、Cl、Br 等均存在同位素。

表2-3 Beynon表中分子量为136且（M+1）/M接近9.91的化合物有关数据

化合物分子式	（M+1）/M/%	（M+2）/M/%
$C_8H_{10}NO$	9.23	0.58
$C_8H_{12}N_2$	9.60	0.41
$C_9H_{12}O$	9.96	0.64
$C_9H_{14}N$	10.33	0.48
C_9N_2	10.49	0.50
$C_{10}O$	10.85	0.73

通常，化合物分子都是由其元素中丰度最大的轻同位素组成的，以 M 表示。在质谱中，除分子离子峰外，由于重同位素的存在，还会出现比分子离子大 1 ~ 2 个质量单位的离子峰，这就是同位素分子离子峰，一般用（M+1）或（M+2）来表示。同理，各碎片离子也存在同位素离子峰（表2-3）。

自然界中同位素的天然丰度是恒定不变的，如 ^{12}C 是 98.9%、^{13}C 是 1.1%，所以在质谱中各离子的同位素离子峰的相对丰度也是一定的。如一氯甲烷（CH_3Cl），质谱中其分子的同位素离子峰有 M、M+1、M+2、M+3 等，其丰度比为：

$$M（^{12}CH_3^{35}Cl）:（M+1）（^{13}CH_3^{35}Cl）=1.00:0.011$$

$$M（^{12}CH_3^{35}Cl）:（M+2）（^{12}CH_3^{37}Cl）=1.00:0.242$$

$$M（^{12}CH_3^{35}Cl）:（M+3）（^{13}CH_3^{37}Cl）=1.00:（0.011×0.242）=1.00:0.00267$$

如果将 CH_3Cl 的 M 的离子丰度看作 100，则该化合物分子的各同位素离子峰的丰度比为：

$$M:（M+1）:（M+2）:（M+3）=100:1.1:24.2:0.267$$

根据组成化合物的元素分析，不仅其同位素分子离子峰之间存在着一定的比例关系，而且其同位素碎片离子峰之间也存在着一定的比例关系。反过来，根据质谱中化合物同位素分子离子峰簇的比例关系也可以推导出化合物的分子式。

2.同位素离子与分子式的确定

元素 F、P、I 没有同位素，对化合物的同位素分子离子峰没有贡献。

对于只含有 C、H、N、O 且分子量不大的化合物，组成化合物的 H 主要以 ^1H 为主，这是由于 ^2H 的天然丰度仅为 0.0145%，在一般分辨率的质谱中，

^{2}H 可以忽略不计。因此，仅含 C、H、N、O 元素的化合物，其同位素分子离子峰簇可以看成主要由 C、N、O 的同位素所贡献。根据大量的经验，人们归纳出了其 M、M+1 和 M+2 同位素离子峰之间的关系如下：

$$\frac{\text{RI（M+1）}}{\text{RI（M）}}\times100 = 1.1n_C + 0.37n_N \tag{2-2}$$

$$\frac{\text{RI（M+2）}}{\text{RI（M）}}\times100 = \frac{(1.1n_C)^2}{200} + 0.2n_O \tag{2-3}$$

式中：RI（M）、RI（M+1）、RI（M+2）分别为分子离子峰 M 以及同位素离子峰 M+1，M+2 的相对强度；n_C、n_N、n_O 分别为化合物中的含碳、氮、氧原子的数目。

根据上述公式可以推断出化合物所含的碳原子数 n_C、氮原子数 n_N 和氧原子数 n_O，至于氢原子数则可根据分子量减去所推断出的碳、氮、氧的质量来确定，从而确定化合物的分子式。

对于含有 S、Cl、Br 等元素的化合物，其（M+2）峰的丰度将明显增大，当分子中含有两个或两个以上的重同位素时，在质谱中除（M+2）峰外，还会出现（M+4）峰、（M+6）峰。这是因为这些元素都有高 2 个质量单位的重同位素，而且它们的天然丰度也比较大。如含有 3 个溴原子的三溴甲烷，其同位素离子峰除 m/z 150 外，还有 m/z 152、m/z 154、m/z 156 的同位素分子离子峰。

由于 Cl 和 Br 都只有 1 个重同位素、且其重同位素的丰度也比较大，因此对于只含有 1 个 Cl 或 Br 原子的化合物，其同位素分子离子峰的丰度比较有规律，容易识别。

例如 CH_3Cl 的分子量为 50，其同位素离子峰丰度比 M：（M+2）为 3：1。因为 ^{35}Cl 的天然丰度为 75.557%、^{37}Cl 的天然丰度为 24.463%，其天然丰度比大约为 3：1，故知该化合物中含有 1 个氯原子。

对于化合物 CH_3Br，其同位素分子离子峰丰度比 M：（M+2）为 1：1。因为 ^{79}Br 的天然丰度为 50.52%、^{81}Br 的天然丰度为 49.48%，其天然丰度比大约为 1：1，因此该化合物中含有 1 个溴原子。

当氯代烃或溴代烃中含有 2 个或 2 个以上的氯原子或溴原子时，其同位素离子峰的丰度比大致可以用二项式的展开项来表示。以 a 表示轻同位素在同位素丰度比中的比例，b 表示重同位素在同位素丰度比中的比例，n 表示分子中该同位素原子的个数。

例如化合物 CH_2Cl_2，^{35}Cl 的天然丰度为 75.77%、^{37}Cl 的天然丰度为

24.23%，其天然丰度比大约为 3:1，可知 $a=3$、$b=1$，n 则 $=2$（CH_2Cl_2 中有 2 个 Cl）。

$$(a+b)^n=(3+1)^2=3^2+2\times3\times1+1^2=9+6+1$$

因此，在 CH_2Cl_2 的分子离子峰簇中，各同位素离子峰（$CH_2{}^{35}Cl_2$、$CH_2{}^{35}Cl^{37}Cl$、$CH_2{}^{37}Cl_2$）的丰度比为：

$$M:(M+2):(M+4)＝9:6:1$$

当分子中同时含有 Cl 和 Br 两种元素时，可用 $(a+b)^m(c+d)^n$ 的展开项来表示。其中 a 和 b 为其中一种元素的丰度比值，c 和 d 为另一种元素的丰度比值，m、n 分别为分子中两种元素的原子个数。

1963 年，贝农等将质量在 500 以内的含有 C、H、O、N、S 原子的各种可能的分子式组合进行了排列，并以 M 为 100% 计算了同位素分子离子峰丰度比 $[(M+1)/M]\times100$ 和 $[(M+2)/M]\times100$ 的数值，编制成表，称之为贝农表（Beynon 表）。根据所测得的各同位素分子离子峰的强度，再结合 Beynon 表中的数据分析，可以确定化合物的分子式。

（三）碎片离子

碎片离子（fragment ion）是指由分子离子经过一次或多次裂解所生成的离子，在质谱中均位于分子离子峰的左侧。碎片离子的形成与化合物的结构密切相关，分析碎片离子的形成有助于推测化合物的结构。

1.单分子反应

在质谱仪中，电离室的真空度很高，在进样量也很少的情况下，样品分子之间的接触可以忽略，生成的分子离子有些会立即裂解成碎片离子，表现为单分子反应。

不含杂原子的饱和化合物受电子轰击时，失去 1 个 σ 电子，进一步发生单分子内的简单裂解；含有杂原子的饱和化合物，杂原子的 π 电子易失去，进行单分子裂解反应；含有不饱和体系的化合物，π 电子比 σ 电子易失去，发生单分子的简单裂解或重排。

2.初级裂解与次级裂解

由分子离子裂解产生碎片离子的过程称为初级裂解；由初级裂解产生的离子再进一步裂解生成质量更小的碎片离子的过程称为次级裂解。

裂解的过程可以按简单裂解的方式进行，也可以按重排的方式进行。简单裂解的规律性比较强，得到的碎片离子大多能够提供化合物的结构信息。重排比较复杂，有些离子的重排是无规律的，重排的结果难以预测，通常称之为任意重排，对结构测定意义不大；但是大多数离子的重排是有规律的，尤其是当化合物中含有杂原子、双键等官能团时，分子内氢原子的迁移和化学键的断裂具有一定的规律性，这类重排称为特定重排，如 McLafferty 重排等，所产生的离子能够提供较多的结构信息，对分析化合物的结构很有帮助。

每个化合物都经历初级和次级裂解过程，生成的离子多种多样，如：

$$ABCD \xrightarrow{-e} ABCD^{+\cdot} \longrightarrow A^+ + BCD\cdot$$
$$\longrightarrow A^\cdot + BCD^+$$
$$\longrightarrow BC^+ + D$$
$$\longrightarrow D^\cdot + ABC^+$$
$$\longrightarrow A + BC^+$$
$$\longrightarrow AD^+ + B = C$$

3.离子中电子的奇偶数与质量的关系

带奇数个电子（OE^+）的分子离子或碎片离子和带偶数个电子（EE^+）的碎片离子进一步裂解成质量更小的碎片离子时，裂解键的数目不同，形成离子的类型也不同，见表2-4。

表2-4　离子的裂解类型

离子	裂解键数	离子类型 [a]	
		电荷保留	电荷转移
OE^+（M^+）	1	EE^+（α）	EE^+（i）
OE^+（M^+）	2	OE^+（αα）	OE^+（αi）
OE^+（M^+）	3	EE^+（ααα）	[EE^+（ααi）] [b]
EE^+	1	[OE^+] [b]	EE^+
EE^+	2	EE^+	[OE^+] [b]

注：a.α和i分别表示α-裂解和i裂解；b.形成概率较小的离子

（1）一次裂解：带奇数个电子（OE^+）的分子离子或碎片离子仅发生一次单键裂解，一定生成一个带偶数个电子（EE^+）的碎片离子和一个中性自由基，如：

$$CH_3CH_2 \dot{\vdots} CH_3 \rightarrow CH_3CH_2^+ + \cdot CH_3$$
$$\rightarrow CH_3\dot{C}H_2 + {}^+CH_3$$

两种碎片离子的形成具有竞争性，所生成的哪个碎片离子稳定性更好，则该离子的丰度就大。

（2）二次裂解：相比之下，带有奇数个电子的碎片离子（OE^{+}）是分子离子（M^{+}）通过两个键的断裂生成的。在环分解形成碎片的过程中，不同的裂解途径都产生 OE^{+}离子。

$$\begin{array}{c} H_2C - C\overset{+\!\!\bullet}{H}OH \\ H_2C - CH_2 \end{array} \longrightarrow \begin{array}{l} H_2C = C\overset{+}{H}OH + H_2C = CH_2 \quad （电荷保留） \\ H_2C = CHOH + H_2C - CH_2{}^{\top+} \quad （电荷转移） \end{array}$$

$$\begin{array}{c} H \quad \overset{+\!\!\bullet}{O}H \\ H_2C - CH_2 \end{array} \longrightarrow \begin{array}{l} H\overset{+}{O}H + H_2C = CH_2 \quad （电荷保留） \\ HOH + H_2C - CH_2{}^{\top+} \quad （电荷转移） \end{array}$$

通过上述分析可知，不含氮原子或含有偶数个氮原子的离子，如带有奇数个电子，其质量数为偶数；如带有偶数个电子，则其质量数为奇数。与之相反，含奇数个氮原子的离子，如果带有奇数个电子，其质量数为奇数；如带有偶数个电子，则其质量数为偶数。掌握离子中电子数目与离子质量的关系，有利于判断碎片离子的来源及裂解方式。

（3）三次裂解：

$$CH_3CH_2 - \xi - CH_2 - C\overset{\overset{H}{|}}{\underset{\underset{H}{|}}{H}}{}^{\top+} \longrightarrow CH_3\dot{C}H_2 + H_2C = \overset{+}{C}H + H_2$$

（4）含有偶数个电子的离子进一步裂解，更易形成带有偶数个电子的离子和中性碎片，如：

$$CH_3CH_2 - \overset{+}{O} = CH_2 \longrightarrow \begin{array}{l} CH_3CH_2^{+} + O = CH_2 \quad （电荷转移） \\ H_2C = CH_2 + H\overset{+}{O} = CH_2 \quad （重排，电荷保留） \\ CH_3CH_2\cdot + \overset{+\!\!\bullet}{O} = CH_2 \quad （较小可能性） \end{array}$$

$$\begin{array}{c} H_2C - \overset{+}{C}H \\ H_2C - CH_2 \end{array} \longrightarrow \begin{array}{l} H_2C = \overset{+}{C}H + H_2C = CH_2 \quad （电荷保留） \\ H_2C = \dot{C}H + H_2C - CH_2{}^{\top+} \quad （较小可能性） \end{array}$$

（四）亚稳离子

样品分子在电离室中生成一定数量的 m_1 离子，由于其包含的内能不同，具有不同的行为：

（1）一部分 m_1 离子内能低，比较稳定，不再裂解，离开电离室，经加速电场、质量分析器，到达检测器，被记录下的离子质荷比为 m_1。

（2）一部分 m_1，离子内能较高，不稳定，在电离室中进一步裂解成更小的离子 m_2 和一个中性碎片，m_2 离开电离室，经加速电场、质量分析器，到达检测器，被记录下的离子质荷比为 m_2。

（3）一部分 m_1，离子内能介于上述两者之间，离开电离室，经电场加速，但在被质量分析器偏转之前的飞行途中裂解成质量更小的离子 m_2 和一个中性碎片，由于部分能量被新生成的中性碎片带走，m_2 离子的动能减小，在质量分析器中偏转轨道半径变小，在质谱中所处的质荷比位置小于正常的 m_2，往往呈现一个低强度的宽峰（可跨越2~5个质量单位），这种离子称为亚稳离子，以 m^* 表示。

m_1、m_2 和 m^* 之间关系为：

$$m^* = \frac{m_2^2}{m} \tag{2-4}$$

亚稳离子峰在图谱解析时是很有意义的。依据式（2-4）的质量关系，根据亚稳离子峰可以寻找出其母离子 m_1（如分子离子），也可以寻找质谱中未出现的相同质荷比的离子 m_2，有利于研究离子的裂解机制和推导化合物结构等。

例如化合物 2-丁基乙醚的质谱中仅给出两个离子峰 m/z 73（51%）和 m/z 45（100%）、一个亚稳离子峰 m/z 52.2。显然，亚稳离子峰 m/z 52.2 与质量比它大的离子峰 m/z 73（51%）有着某种关系。依据式（2-4）可计算出其母离子为 m/z 102，该离子为分子离子，在质谱中未出现，说明其稳定性很差。该化合物的质谱裂解过程为：

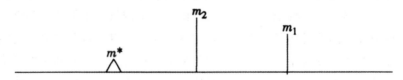

（五）多电荷离子

在离子化过程中，有些化合物分子可以失去两个或两个以上的电子，形成多电荷离子。这种离子将在质荷比为 m/nz 处出现（m 为该离子的质量，n 为所带电荷的数目，z 为一个电荷）。当化合物为具有 π 电子的芳烃、杂环或高度共轭的不饱和化合物时，能够从分子中失去 2 个电子，形成双电荷离子，因此双电荷离子也是这类化合物的质谱特征。

对于双电荷离子，如果它的质量数为奇数，它的质荷比就为非整数，在质谱中易于识别；如果它的质量数为偶数，它的质荷比就为整数，在质谱中难于识别，但它的同位素峰（M+1）的质荷比却为非整数，可用于帮助识别这种离子。

（六）重排离子

分子离子在裂解过程中，由于本身的不稳定性，可能同时发生原子或基团重排，生成比较稳定的重排离子。重排过程多种多样，例如有些离子由随机的重排产生，很难预测重排结果，通常称为任意重排。任意重排对药物分子的结构测定几乎无参考价值。不过大多数重排是有规律的重排，称为特定重排。有规律的重排包括分子（特别是含有杂原子的分子）内氢原子的迁移和键的两次断裂，生成稳定的重排离子。研究有规律的重排，可以了解药物分子的结构类型与重排过程的相互关系，反过来可以使研究人员有能力预测药物的结构，如 McLafferty 重排就是质谱研究中应用最广泛的重排之一。根据离子的质量数和相应的分子离子峰，往往可以判别重排离子。分子离子在裂解中若不发生重排，则质量数为偶数的分子离子通过裂解通常得到质量数为奇数的碎片离子；质量数为奇数的分子离子通过裂解既可以生成质量数为偶数的碎片离子，也可能生成质量数为奇数的碎片离子。若观察到的碎片离子质量数与正常裂解应当得到的质量数相差 1 个原子质量单位（例如从质量数为偶数的分子离子裂解得到质量数为偶数的碎片离子），则表示裂解过程可能伴随着重排。

第三节　各类化合物的质谱裂解规律

在长期和广泛的应用过程中，通过对大量有机化合物的 EI-MS 质谱进行研究，各类有机化合物结构上的特点，以及其在质谱中各自生成分子离子、碎片离子的特有的裂解方式和规律已经被认识和了解，为人们依据质谱中的离子信息来分析和推断化合物的结构奠定了基础。

一、烃类化合物

1. 饱和烷烃

在直链烷烃的质谱中，分子离子峰较弱，且随着分子量的增加而降低。其裂解主要是 σ - 键的简单裂解，碎片离子峰成群排列，各离子峰之间相差 14 u，每簇峰中最强的峰为 C_nH_{2n+1}，同时伴有 C_nH_{2n} 和 C_nH_{2n-1} 的峰；其中以含 C_3、C_4、C_5 的低质量离子峰最强，其他离子峰的强度则按离子质量数由低到高逐渐减小，直至分子离子峰，但一般不出现（$M-CH_3$）峰。生成的离子易发生 i 裂解，再脱去一分子乙烯。如正十六烷烃（图 2-13）的质谱裂解过程：

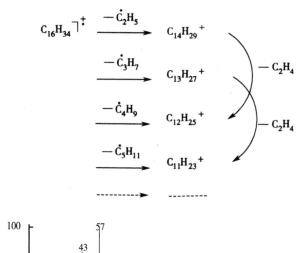

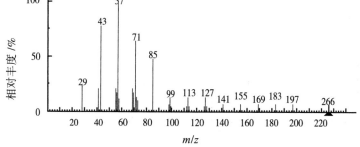

图 2-13 正十六烷烃的质谱图

对于支链烷烃，分子离子峰往往很弱，其裂解与直链烷烃类似，但在支链处易于断裂，生成较稳定的叔碳或仲碳离子。烷基离子的稳定性为 $R_3C^+ > R_2CH^+ > RCH > C$。质谱的图形与直链烷烃有所不同，呈平滑下降的曲线因支链处的开裂而被打乱，据此可以判断支链烷烃中支链所在的位置。

2.烯烃

烯烃的分子离子峰较明显，易识别。由于双键的位置在裂解过程中易发生迁移等，使得质谱图比较复杂。其主要裂解特征如下：

（1）分子离子的自由基和电荷主要定域在π键上，其相对丰度随着分子量的增加而降低。

（2）生成的烯丙离子常为基峰或次强峰，如1-庚烯质谱（图2-14）中的离子m/z 41；易生成一系列带偶数个电子的离子C_nH_{2n-1}，且丰度较大，如1-庚烯质谱中的离子m/z 41、m/z 55、m/z 69和m/z 83。

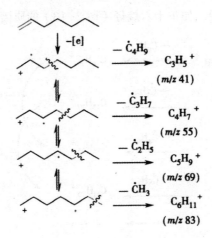

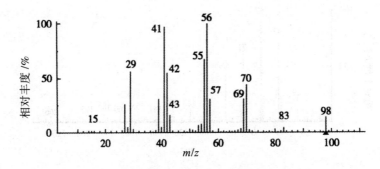

图2-14　1-庚烯的质谱图

（3）当烯烃的链较长（含有γ-H）时，易发生麦氏重排，生成质量数为偶数的离子。如1-庚烯质谱中m/z 42、m/z 56和m/z 70离子的生成过程：

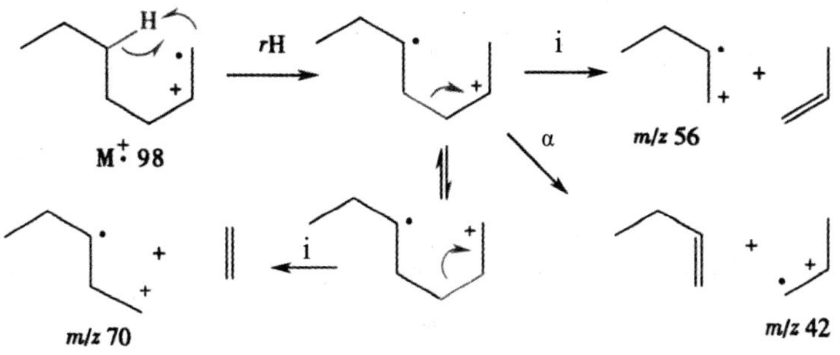
rH
i
α
i
M+· 98
m/z 56
m/z 70
m/z 42

（4）环己烯易发生 RDA 反应，所产生的离子与其双键所在的位置有关，如α－紫罗兰酮和β－紫罗兰酮，利用质谱可以区别它们。

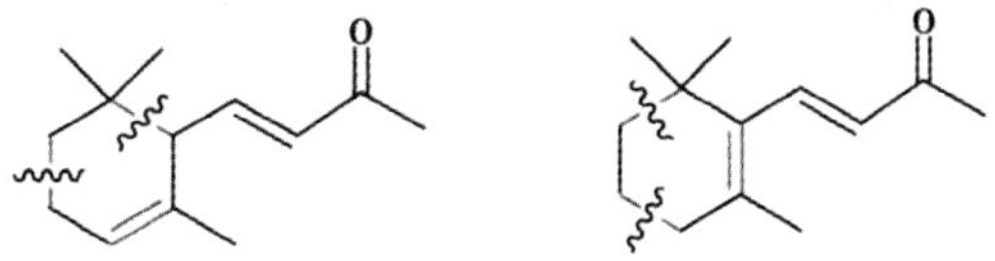

α－紫罗兰酮　　β－紫罗兰酮

3. 芳烃

芳烃类化合物的分子离子峰很强，这是由于其苯环结构能够使分子离子稳定的缘故。芳烃类化合物的裂解主要有以下几种。

（1）侧链易断裂生成苄基离子 m/z 91，重排成卓鎓离子，峰较强；再进一步失去乙炔，则生成 m/z 65 和 m/z 39 的特征离子。

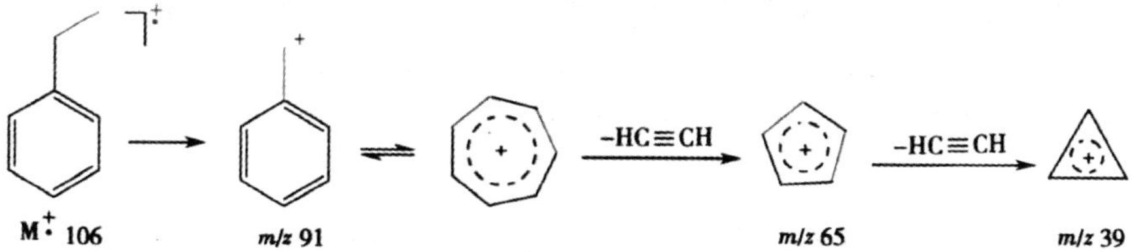
-HC≡CH
-HC≡CH
M+· 106
m/z 91
m/z 65
m/z 39

（2）芳烃也可以直接失去侧链，生成苯基离子，再进一步失去乙炔，形成 m/z 51 的特征离子；芳烃也可以在侧链上断裂，类似于链状烷烃类的裂解，正电荷转移到侧链上，生成质量不同的烷基离子。如乙苯（图 2-15）的裂解。

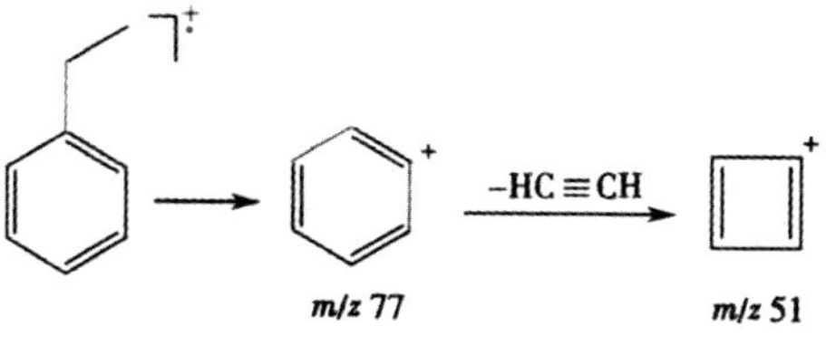
-HC≡CH
m/z 77
m/z 51

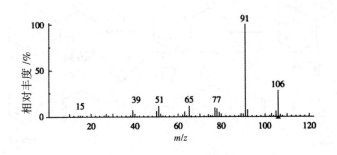

图 2-15　乙苯的质谱图

（3）如果苯环的侧链含有 γ –H 时，可以发生麦氏重排。

（4）当苯环与饱和环骈合六元环时，也可发生 RDA 反应。

二、醇、醚、酚类化合物

（一）醇和醚类化合物

醇的分子离子峰一般很弱或不出现，热脱水或者电子轰击导致的脱水都很容易发生，质谱中常有失去一分子或多分子水所形成的离子峰，失水后的离子可进一步裂解。醚与醇类似，其分子离子峰较弱或不出现。其主要裂解特征如下：

其一，醇类易发生热脱水，失去一分子水，形成烯烃，再进一步发生与烯烃一样的裂解。如 1- 己醇质谱（图 2-16）中的碎片离子 m/z 41、m/z 55 和 m/z 69 均是由离子 m/z 84 按照烯烃的裂解方式生成的。

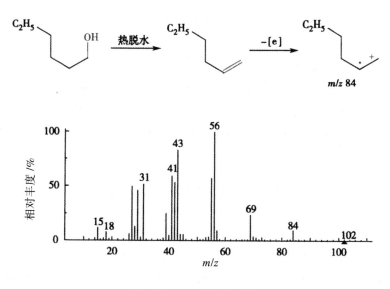

图 2-16 1-己醇的质谱图

其二，当醇或醚的烷基链较长时，均易发生分子内 H 的重排，然后发生 i 裂解，脱去一分子水或醇；生成的离子可再脱去一分子乙烯。如 1-己醇质谱中离子 m/z 84 和 m/z 56 的生成；乙戊醚质谱（图 2-17）中离子 m/z 70 的生成。

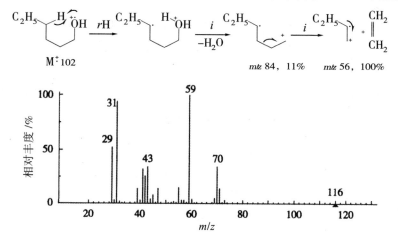

图 2-17 乙戊醚的质谱图

而醚类还可以脱去一个含羟基的自由基，生成烷基离子，其中以脱去较大分子醇的 i 裂解占优。如乙戊醚质谱中离子 $m/z =29$ 的生成：

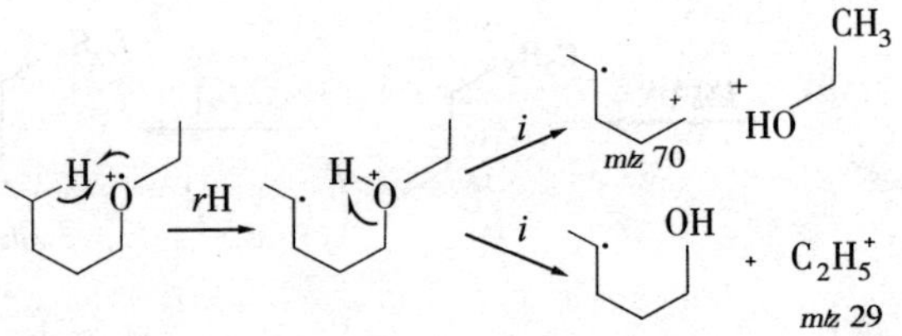

其三，醇和醚均易发生 α – 裂解，形成氧离子。如 $m/z =31$ 为伯醇的特征离子。

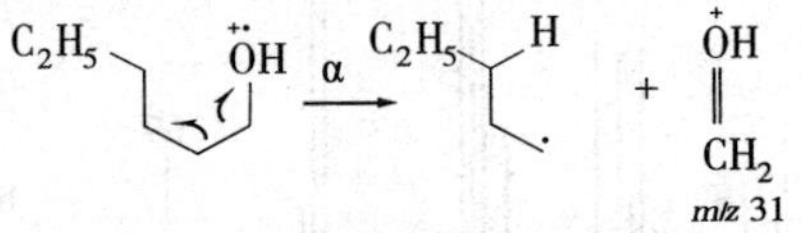

若为 2- 羟基链状仲醇，则 α – 裂解形成的 m/z 45 氧离子常为基峰。

而醚类容易发生 α – 裂解，电荷保留在氧上；进一步重排裂解，生成 m/z 31 的特征离子。如乙戊醚质谱中离子 m/z 59、m/z 31 的形成：

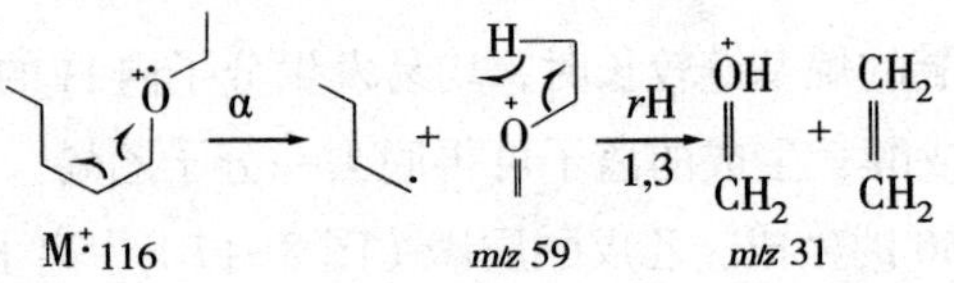

其四，环醇的裂解较复杂，首先发生环的开裂，形成氧离子；再进一步发生氢重排、裂解等，生成一系列的碎片离子，如环己醇的裂解。

（二）酚类化合物

苯酚的分子离子峰较强（图 2-18），易发生脱羰基反应，然后再脱氢、脱乙炔等，生成一系列的碎片离子。其裂解过程如下：

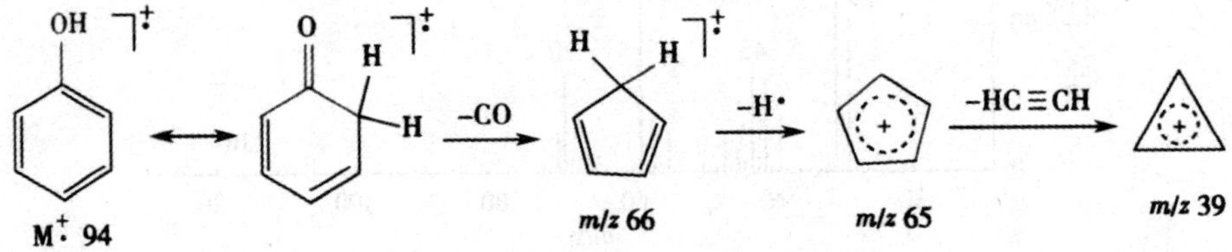

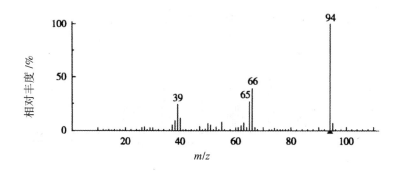

图 2-18 苯酚的质谱图

当苯环上还有其他取代基时,易发生重排。如邻羟基苄醇的裂解:

三、含羰基的化合物

醛、酮、酰胺类化合物均具有较强的分子离子峰;直链一元羧酸的分子离子峰较弱,而芳香酸类有较强的分子离子峰;酯类化合物的分子量稍大时,分子离子峰较弱,有时不出现;酰胺类化合物具有明显的分子离子峰。由于醛、酮、酸、酯、酰胺类化合物均含有羰基,其裂解规律也具有相似性,具体如下:

1.均易发生 α - 裂解

对于醛类化合物,一般在羰基的烷基侧易发生 α - 裂解,生成特征性的酰基离子 m/z 29(图 2-19)。

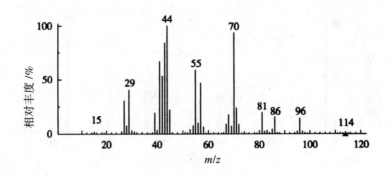

图 2-19　正庚醛的质谱图

羧基可脱去羟基形成酰基离子，如正辛酸质谱中离子 m/z 127 的生成。

M^+ 114　　　　　　　　　　　m/z 127

芳香酸易脱去羟基，生成苯甲酰基离子，其峰强度一般较大，有时甚至为基峰。

$M^{\ddagger}$ 122　　　　　　m/z 105　　　　　　m/z 77

酮、酯和酰胺类化合物的两侧均可发生 α - 裂解。酮类化合物中较大的烷基易失去，生成酰基离子，部分酰基离子再脱一分子 CO，生成烷基离子；也可以发生 i 裂解，直接生成烷基离子，如 3- 己酮（图 2-20）的裂解：

m/z 43　　m/z 71　　　　　　　　　　$M^{\ddagger}$ 100　　　　　　m/z 57　　m/z 29

m/z 29　　　　　　　　　　　　　　　　　　　　　　　m/z 43

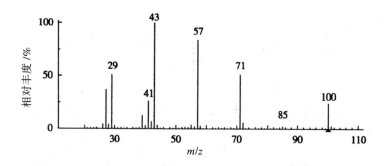

图 2-20　3- 己酮的质谱图

N-2- 丁基乙酰胺质谱（图 2-21）中离子 m/z 43 和 m/z 100 的生成如下：

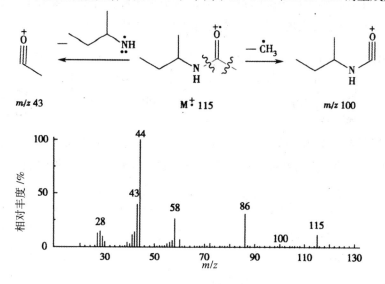

图 2-21　N-2- 丁基乙酰胺的质谱图

2.易发生麦氏重排

当烷基链有 γ -H 时，发生麦氏重排，生成偶质量数的离子，电荷保留在原位置；若羰基两侧都有 γ -H 时，可发生两次麦氏重排。如 3- 己酮质谱中离子 m/z 72 的生成：

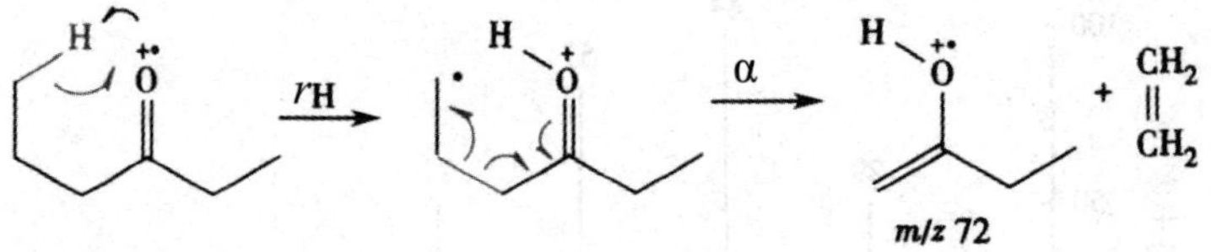

醛则生成特征性离子 m/z 44，如正庚醛质谱中 m/z 44 的生成。

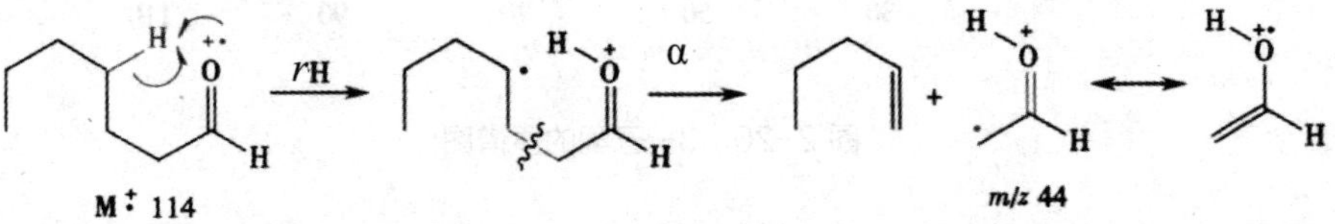

酸类化合物则生成很强的 m/z 60 的特征离子峰，烃链长度为 4 ~ 10 个碳时，m/z 60 离子常表现为基峰。如正辛酸的质谱图。

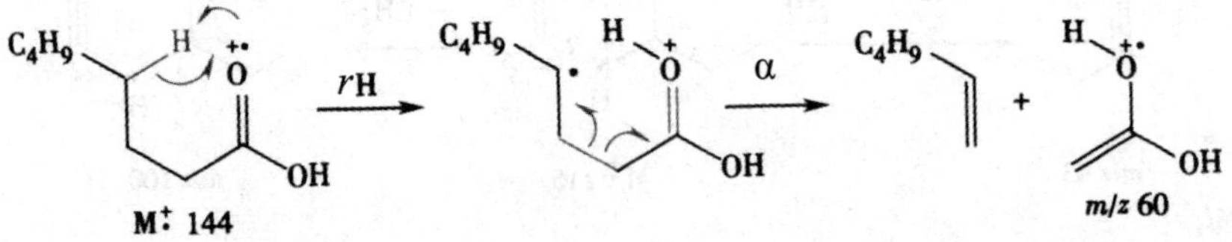

甲酸酯发生麦氏重排，生成离子 m/z 74，且这个离子在含有 6 ~ 26 个碳原子的羧酸甲酯中常为基峰。如庚酸甲酯质谱中离子 m/z 74 的生成：

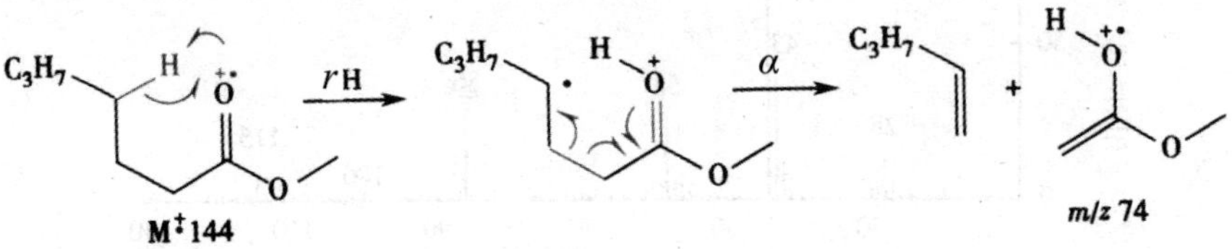

酰胺类化合物也可发生麦氏重排，如：

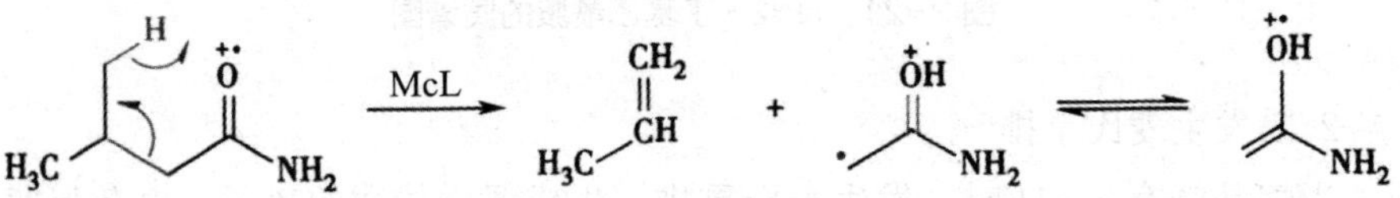

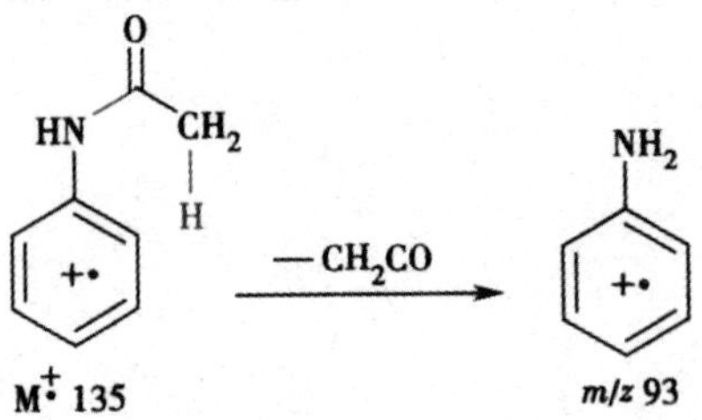

如果烷基链较长，易发生麦氏重排，γ–H 重排后，还可以发生 i 裂解，则电荷转移，生成质量数为偶数的烷基离子。如正庚醛质谱中 $m/z=70$ 离子的生成：

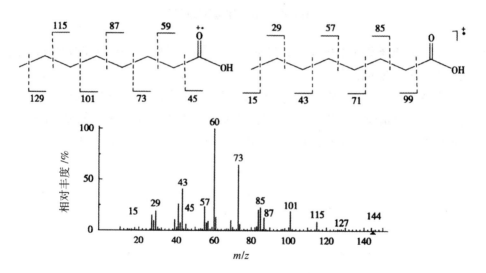

3.羧酸、酯的烷基链具有与饱和烷烃类似的裂解规律

正电荷可以保留在含羧基部分，也可以保留在烷基上，形成的一系列碎片离子（如 $m/z=15$、29、43、57、71、85）和 $C_nH_{2n}COOH$ 或 $C_nH_{2n}COOMe$（如 $m/z=45$、59、73、87、101、115）的一系列碎片离子。如正辛酸质谱（图 2-22）中各离子的生成：

图 2-22　正辛酸的质谱图

庚酸甲酯质谱（图 2-23）中各离子的生成如下：

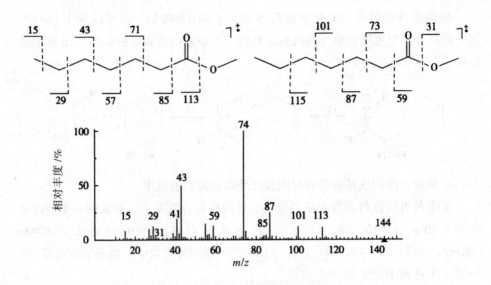

图 2-23　庚酸甲酯的质谱图

4. 当奇电子离子的电荷中心与游离基中心不定域于同一元素时，也可发生电荷中心诱导的重排反应

如戊酸丙酯的分子离子先通过六元环发生氢重排，游离基中心发生转移，电荷中心和游离基中心分开；然后，电荷中心发生共振从羰基氧转移至酯基氧上，由电荷中心引发 1,3 位氢重排，同时发生 i 裂解，生成 m/z 103 离子（图 2-4）。

5. 苯甲酸酯类的裂解

主要是 α - 裂解，生成酰基离子；或再失去 CO，形成苯基离子。当苯环上含有烷基取代时，除发生 α - 裂解外，还发生烷基侧链的裂解、重排等。如：

6.酰胺类化合物重排反应

酰胺类化合物的结构中含有 NR_2（NHR）基，与胺类化合物的裂解类似，易发生胺基的 α-裂解和 β-H 重排反应。如 N-2-丁基乙酰胺（图 2-21）发生 α-裂解，生成离子 *m/z* 58、*m/z* 86 和 *m/z* 100。

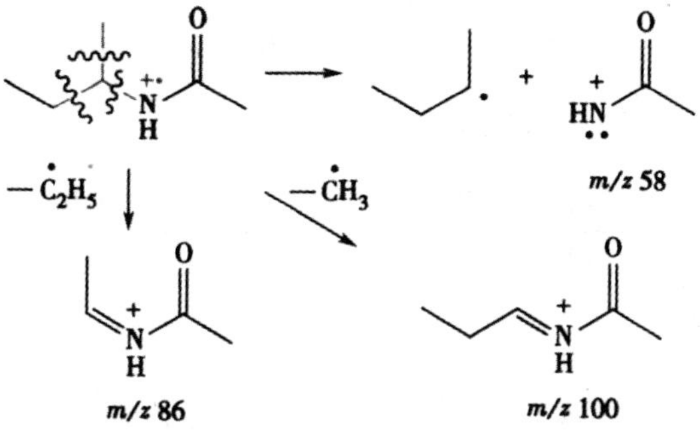

N-2-丁基乙酰胺发生少 H 重排反应，生成离子 *m/z* 44。

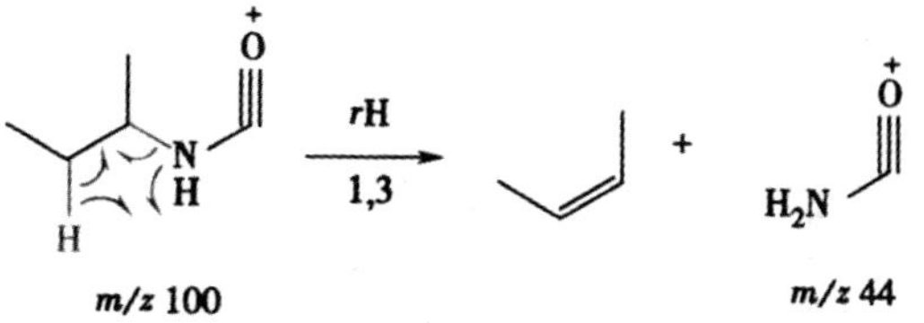

四、其他类化合物

1.胺类化合物

链状胺类化合物有较弱的分子离子峰。以丙己胺为例，胺类化合物质谱（图 2-24）的主要裂解特征如下。

（1）发生 α-裂解，生成铵离子。

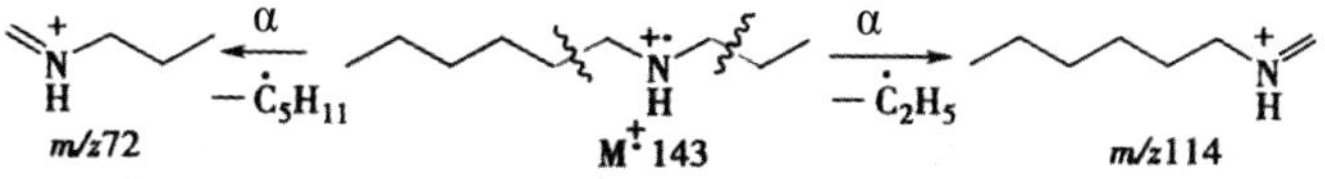

（2）再进一步发生 β-H 或 γ-H 的重排反应，脱去小分子烯烃，生成 *m/z* 30 和 *m/z* 44 的铵离子。

β-H 的重排：

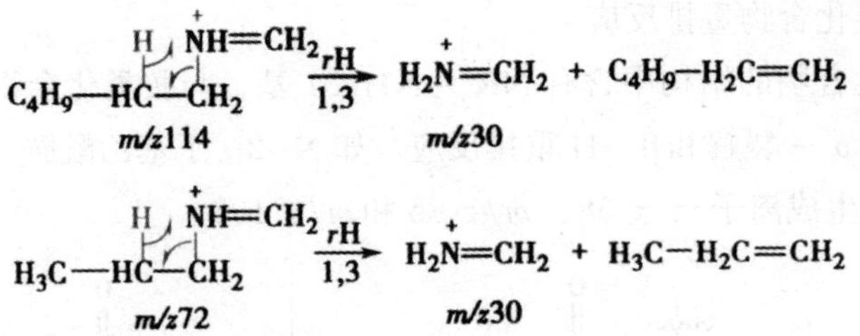

$$\overset{H}{\underset{C_4H_9-HC-CH_2}{\overset{\overset{+}{N}H=CH_2}{\mid}}} \xrightarrow[1,3]{rH} H_2\overset{+}{N}=CH_2 + C_4H_9-H_2C=CH_2$$

$$m/z114 \qquad\qquad m/z30$$

$$\overset{H}{\underset{H_3C-HC-CH_2}{\overset{\overset{+}{N}H=CH_2}{\mid}}} \xrightarrow[1,3]{rH} H_2\overset{+}{N}=CH_2 + H_3C-H_2C=CH_2$$

$$m/z72 \qquad\qquad m/z30$$

γ－H 的重排（麦氏重排）：

$$m/z114 \xrightarrow[1,5]{rH} \quad \xrightarrow{\alpha} \quad C_3H_7 + \overset{CH_3}{\underset{H_2C}{\overset{\mid}{\overset{+}{N}H}}}$$

$$m/z\,44$$

$$m/z72 \xrightarrow[1,5]{rH} \quad \xrightarrow{\alpha} \quad \overset{CH_2}{\underset{CH_2}{\parallel}} + \overset{CH_3}{\underset{H_2C}{\overset{\mid}{\underset{}{\overset{NH}{\parallel}}}}}$$

$$m/z\,44$$

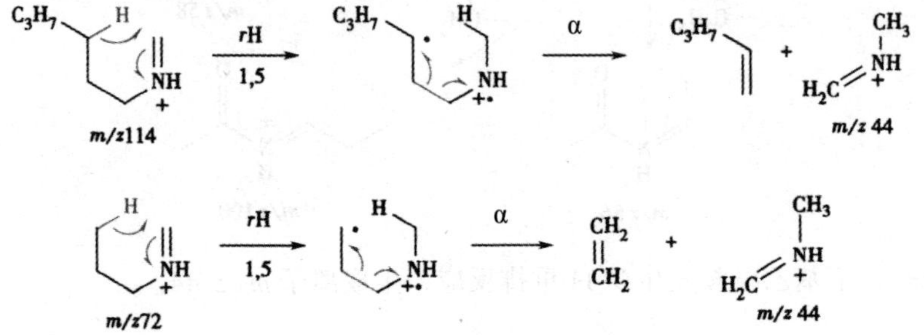

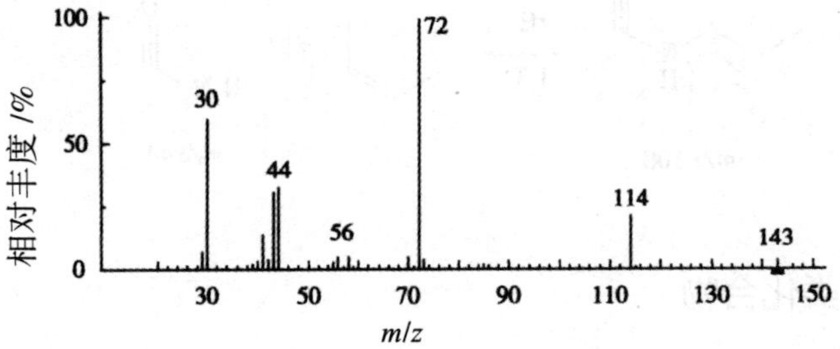

图 2-24　丙己胺的质谱图

（3）苯胺的分子离子峰为基峰，易脱去 HCN 分子生成 m/z 66 的离子；再脱去 H·，生成 m/z 65 的离子。

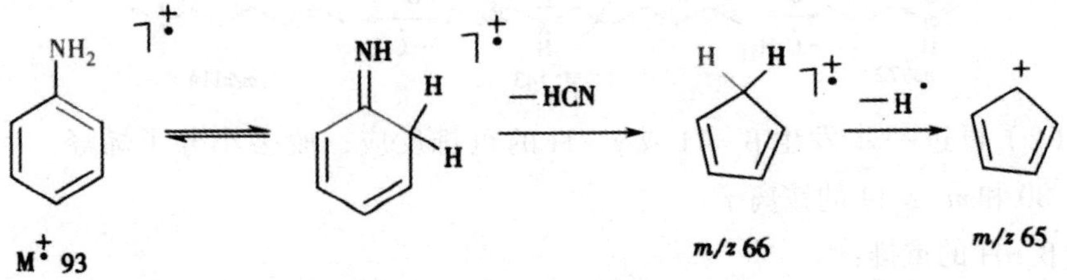

（4）其他芳胺类化合物一般具有较强的分子离子峰。芳胺类化合物易脱去

氨基侧链，生成苯基离子 m/z 77。芳胺类仲胺易失去一个 H，形成的（M-1）峰常为基峰。

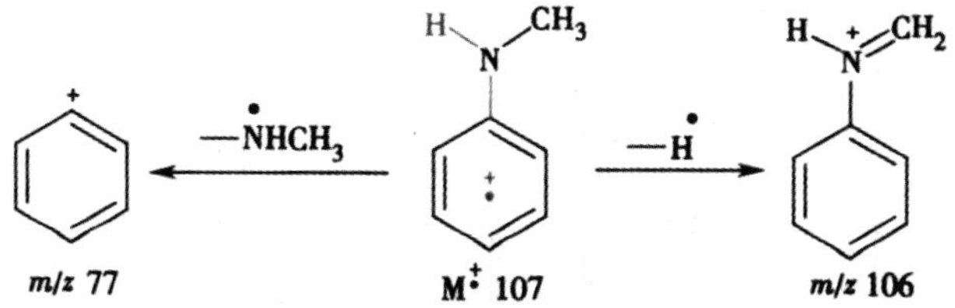

$$m/z\ 77 \qquad M^{\stackrel{+}{\cdot}}\ 107 \qquad m/z\ 106$$

2. 卤代烃

卤代烷烃类化合物的分子离子峰一般不出现。由于氯原子和溴原子存在大 2 个质量单位的重同位素，且丰度较大，因此质谱中含有氯原子和溴原子离子的（M+2）峰都很强。如 1- 氯己烷质谱中的 m/z 91 和 m/z 93 离子峰，其主要裂解如下：

（1）α - 裂解。

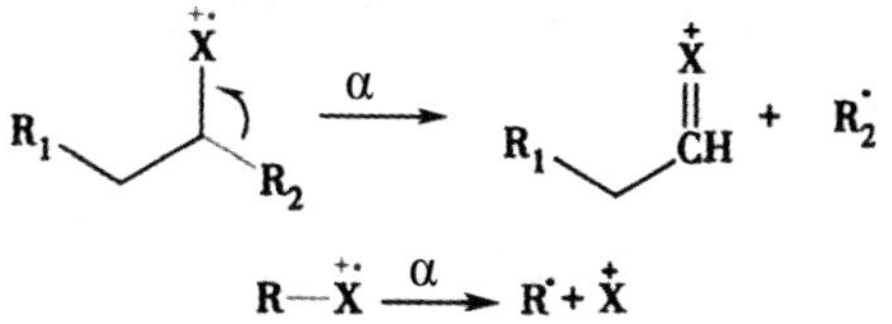

（2）i 裂解。

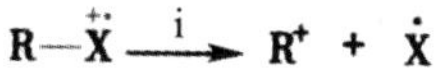

（3）脱 HX（类似于脱水），发生 H 的重排。

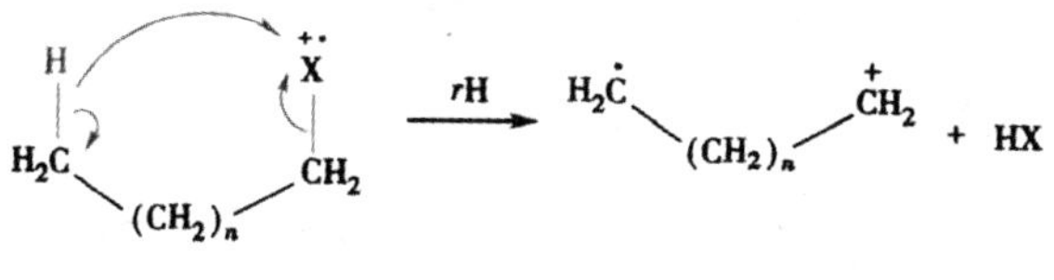

（4）烃基重排：当烃链长度合适时，容易通过五元环的过渡态发生烃基重排，形成含有卤素原子的五元环特征离子，常为基峰或次强峰。如 1- 氯己烷（图 2-25）质谱中的离子 m/z 91/93。

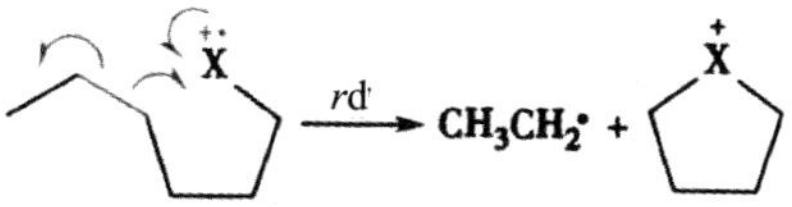

以 1- 氯己烷为例，裂解形成的主要碎片为 $C_nH_{2n}Cl^+$ 系列，即 m/z 91；

$C_nH_{2n+1}^+$ 系列，即 m/z 29、m/z 43 和 m/z 57；$C_nH_{2n}^+$ 系列，即 m/z 56；$C_nH_{2n-1}^+$ 系列，即 m/z 27、m/z 41、m/z 55 和 m/z 69。

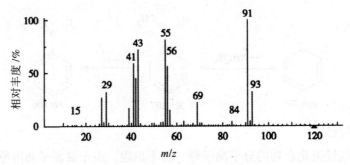

图 2-25　1- 氯己烷的质谱图

3.含硫化合物

由于 ^{34}S 丰度较大，因此含硫化合物的（M+2）峰较强，易辨认。硫醇与硫醚的分子离子峰一般都较强，含硫化合物的主要裂解如下：

（1）发生 α – 裂解。

（2）发生 i 裂解。

（3）发生氢的重排，如二乙基硫醚质谱（图 2-26）中离子 m/z 47 的生成。

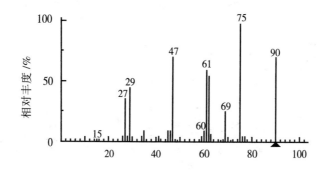

图 2-26　二乙基硫醚的质谱图

硫醇通过氢的重排脱去 H_2S（类似于醇脱水）。

4.硝基化合物

硝基取代的芳氮杂环化合物具有较强的分子离子峰。

（1）硝基吡啶衍生物易发生重排而脱去自由基·NO，生成的离子还可以再脱去一分子 CO，生成五元芳氮杂环离子。如 2- 硝基 -3- 甲基吡啶（图 2-27）。

（2）硝基也可以直接脱去，生成的离子若有甲基取代，则易转化成含氮卓离子，再发生类似于离子的裂解反应，脱去一分子 HCN。

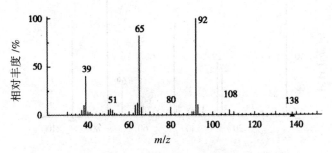

图 2-27 2- 硝基 -3- 甲基吡啶的质谱图

（3）对于硝基苯胺，氨基的取代位置不同，裂解方式也不同。

①间硝基苯胺。

②对硝基苯胺。

第四节 经典质谱技术在结构解析中的应用

质谱中有机化合物的分子离子峰（或准分子离子峰）、碎片离子峰以及亚稳离子峰均能提供很多的结构信息，与其他波谱技术所提供的结构信息可以形成互补，在化合物的结构鉴定中具有很重要的作用。

一、质谱解析程序

解析有机化合物的电子轰击质谱（EI-MS）时，大致可以遵循以下程序。

1. 分子离子峰区域离子峰的解析

（1）确认分子离子峰（M）或准分子离子峰（M+1 或 M−1），定出分子量。分子离子峰区域是指质谱图中质荷比最大的离子区域，依据判断分子离子峰的原则确认分子离子峰。一般芳烃类化合物、共轭多烯类化合物、环状化合物的分子离子峰较强，有时是基峰；分支多的脂肪族化合物、多元醇类化合物的分子离子峰较弱或不出现；有些化合物不是以分子离子峰的形式出现，而是以（M+H）峰或（M−H）峰的形式出现，在分析时需多加注意。

（2）确认是否含有氮原子。根据氮规则进行分析，如样品分子离子峰为奇数，则含奇数个氮原子；如为偶数，需要根据其他信息判断是否含有氮原子。

（3）确认是否含有氯、溴、硫元素。根据同位素分子离子峰 [M 峰、（M+1）峰、（M+2）峰] 的相对丰度加以分析。

（4）确定分子式，计算样品的不饱和度。

（5）可能的话，使用高分辨质谱仪，测出样品分子离子的精确质量，直接确定样品的分子式。

2. 碎片离子区域离子峰的解析

（1）确定主要碎片离子的组成。碎片离子区域是指由化合物分子离子经一次或多次裂解所产生的碎片离子所在的区域。找出该区域的主要离子峰，根据其质荷比分析其可能的化学组成。注意该区域一些弱的离子峰也可能提供重要的结构信息。

（2）离去碎片的判断。分析分子离子峰与其左侧低质量数离子峰之间的质量差，判断离去的自由基或小分子的可能结构，有助于分子结构的确定。

（3）对于一些非整数的离子峰或同位素离子峰，分析其是否由多电荷离子所形成的，有助于分子离子峰或分子量的确定。

（4）可能的话，使用高分辨质谱仪测出重要的碎片离子的精确质量，直接确定碎片离子的元素组成。

3. 列出部分结构单元

（1）根据上述分子离子、主要碎片离子以及离去碎片的结构分析，列出样品结构中可能存在的结构单元。

（2）将列出的结构单元与化合物分子式进行比较，计算剩余碎片的组成和不饱和度，推测剩余碎片的可能结构。

4. 确定样品的结构式

（1）连接上述推出的结构单元以及剩余碎片，组成可能的结构式。

（2）根据质谱或其他信息排除不合理的结构式，确定样品的结构。

二、应用实例

例 2-1　某未知化合物，经元素分析只含有 C、H、O 三种元素，红外光谱在 3700~3200cm^{-1} 有一个强而宽的振动吸收峰，其质谱如图 2-28 所示，其中 m/z 136 [50.1%（M）]、m/z 137 [4.43%（M+1）]，试推测其结构。

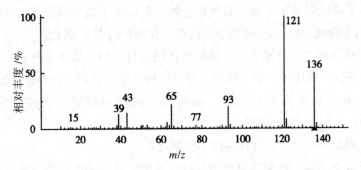

图 2-28　例 2-1 质谱图

解析：

（1）分子离子峰区域离子峰的解析。

①分子离子峰 m/z 136 为次强峰，说明该化合物的分子量为 136，分子离子比较稳定，可能含有苯环或共轭体系。

②先将其同位素分子离子峰换算成以 M 为 100% 时的相对丰度，则为 m/z 136 [100%（M）]、m/z 137 [8.84%（M+1）]。根据式（2-2）可知：

$$RI(M+1)/RI(M) \div 1.1 \times 100 = （8.84 \div 100） \div 1.1 \times 100 \approx 8$$

说明该化合物中含有的碳原子数大约为8，查Beynon表 m/z 136项下含C、H、O 的化合物有 $C_5H_{12}O_4$（ $\Omega=0$ ）、$C_7H_4O_3$（ $\Omega=6$ ）、$C_8H_8O_2$（ $\Omega=5$ ）和 $C_9H_{12}O$（ $\Omega=4$ ）。

（2）碎片离子峰区域离子峰的解析。

① m/z 77 是苯环的特征离子峰，表明该化合物中含有苯环。m/z 93 提示该离子为 $C_6H_4OH^+$；该离子重排，脱去一个 CO，则形成 m/z 65；再脱去一分子乙炔，生成离子 m/z 39，证明化合物含有羟基取代的苯环结构。

②分子离子峰（ m/z 136）与基峰（ m/z 121）的质量差为 15，说明分子离子失去了一个 ·CH_3，其裂解类型为简单开裂。基峰 m/z 121 与离子峰 m/z 93 之间的质量差为 28，说明脱去了一个 CO 或者 $CH_2=CH_2$。若脱去的为 $CH_2=CH_2$，则裂解过程应为重排，但从生成的离子为 $C_6H_4OH^+$ 来看，不应该发生重排，因此脱去的应为 CO，提示 m/z 121 为酚羟基取代的苯甲酰基离子：

（3）列出部分结构单元。

①根据上述分析，样品中含有的结构单元为：

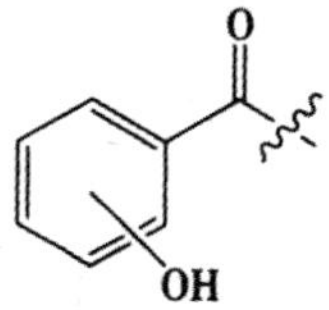

②确定分子式。上述结构单元的不饱和度为 5，将其与从 Beynon 表中查出的可能分子式比较，排除分子式 $C_5H_{12}O_4$（ $\Omega=0$，不含苯环）、$C_7H_4O_3$（ $\Omega=6$，氢数偏少）和 $C_9H_{12}O$（ $\Omega=4$，不饱和度偏少），剩下唯一的分子式 $C_8H_8O_2$（ $\Omega=5$ ）符合上述条件，因此该化合物的分子式为 $C_8H_8O_2$。

（4）确定样品的结构式。

①样品应为下列结构式（a）、（b）和（c）的一种，但根据质谱难以确定羟基的取代位置。

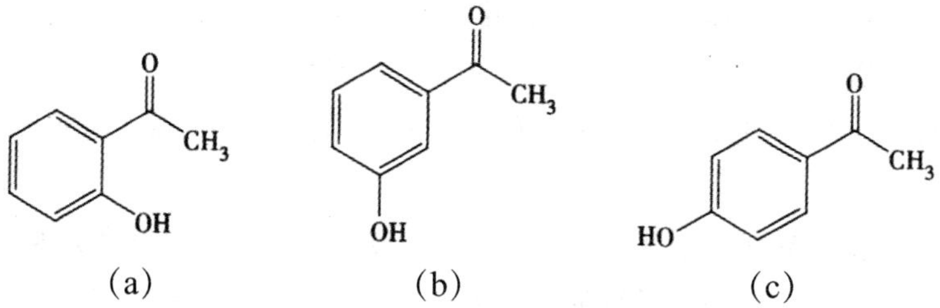

（a）　　　　　　　（b）　　　　　　　（c）

② IR 中在 3700~3200 cm^{-1} 有一个强而宽的振动吸收峰，说明有羟基，上

述 3 个结构式均符合，但 IR 也不能确定羟基的取代位置，需要结合其他的波谱数据才能确定羟基的取代位置。

该化合物的质谱裂解过程为：

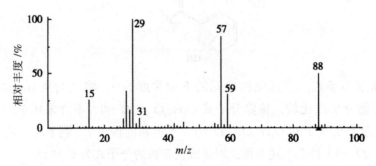

例 2-2   某化合物的质谱如图 2-29 所示，高分辨质谱给出其相对分子质量为 88.0523，红外光谱中在 1736 cm^{-1} 处有一个很强的振动吸收峰，试推测其结构。

图 2-29   例 2-2 质谱图

解析：质谱图中分子离子峰区域的分子离子峰为 m/z 88，根据高分辨质谱给出的精确相对分子质量 88.0523，化学式 $C_4H_8O_2$ 的计算值为 88.0522，因此确定该化合物的分子式为 $C_4H_8O_2$，其不饱和度计算值为 1。

红外光谱中，在 1736 cm^{-1} 处有一个很强的振动吸收峰，说明该样品为酯类，则其结构可表示为 R-CO-OR′。

酯类化合物易发生裂解。在离子碎片区域，m/z 57 离子峰为丙酰基离子，示有 CH_3CH_2CO-；该离子容易再脱去一分子 CO，生成的乙基正离子 m/z 29 为基峰。m/z 59 峰则为 $-COOCH_3$ 的离子碎片峰。

因此，该化合物的结构为：

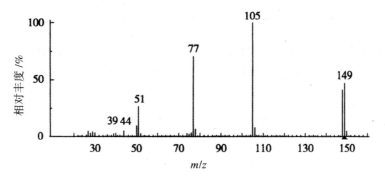

该化合物的质谱裂解过程为：

例 2-3 某苯甲酰胺类衍生物的分子离子峰为 m/z 149，其质谱如图 2-30 所示，试推测其结构。

图 2-30 例 2-3 质谱图

解析：质谱中，分子离子峰区域给出分子离子峰 m/z 149，为奇数，说明该化合物中含有奇数个氮原子。（M-1）峰很强，说明氮原子上有 1 个氢，即分子中有 NH 基团。

在离子碎片区域，m/z 77、m/z 51 为苯环的特征碎片离子峰，说明含有苯环。基峰 m/z 105 是苯甲酰基的特征离子峰，表明分子中含有结构单元 C_6H_5CO-。m/z 44 的离子峰正好等于分子离子与基峰苯甲酰基离子的质量差，说明该碎片离子为 $CH_3CH_2NH^+$，其丰度较弱，表明该化合物的分子离子在裂解时主要生成了苯甲酰基正离子，且为基峰。因此，该化合物的结构式为：

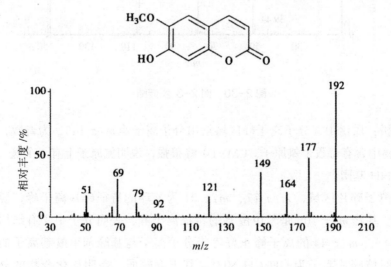

该化合物的质谱裂解过程为：

例 2-4　从某植物中分离得到的香豆素类化合物东莨菪内酯其结构式如下，其电子轰击质谱如图 2-31 所示，试写出该化合物的主要离子碎片的质谱裂解过程。

图 2-31　例 2-4 中东莨菪内酯的质谱图

解析：该化合物的裂解过程为：

H3C
O
HO
O
·+
O
M+·, m/z 192, 100%
—·CH3
O
HO
O
+
O
m/z 177, 58%
—CO
O
HO
O
+
m/z 149, 45%
—CO
H3C
O
HO
O
·+
m/z 164, 36%
HO
O
+
m/z 121, 20%

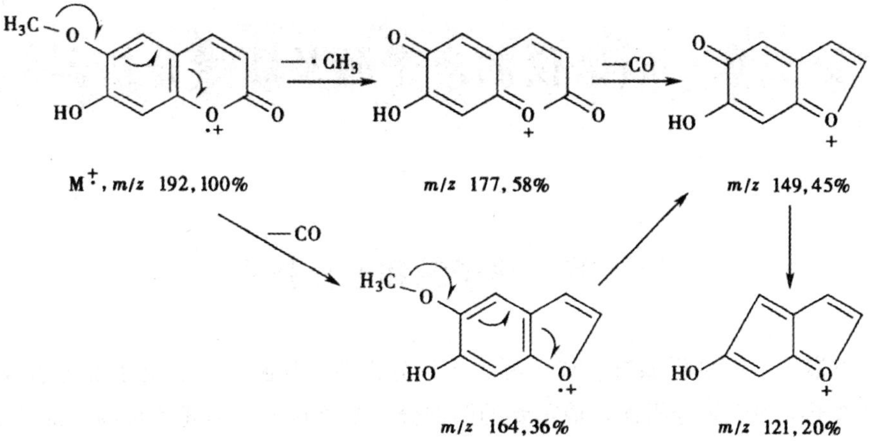

第三章　质谱仪的离子源及质量分析器

第一节　离子源和电离技术

　　质谱仪器由进样系统、离子源、质量分析器、检测器、真空系统等组成。其中离子源和质量分析器是最重要的两部分。本章将分别描述各种离子源及相关的电离技术，以及质量分析器的工作原理。

　　质谱仪中，离子源的作用是将被分析的中性样品分子电离成带电的离子，并使这些离子在离子光学系统的作用下，会聚成有一定几何形状和一定能量的离子束，进入质量分析器分离。对中性样品分子而言，其在离子源中的电离过程主要取决于分子的电离能及离子内能；而其获得的能量的大小和方式将决定其电离后的形态。因此，各种基于不同原理的电离技术被发展用于分析不同结构和性质的样品。当某种离子源的电离能量远高于样品分子的电离能，被称为"硬电离"，如 EI（电子电离）等。EI 离子源电离效率高、灵敏度高，电子流强度可精密控制，操作稳定、方便，应用最为广泛，目前标准质谱图基本都是采用 EI 源得到的。

　　然而，有的样品分子由于分子内和分子间氢键缘故，在 EI 电离之前的气化过程中就已经分解变性，如蛋白质、核酸及糖类等生物大分子；还有一类有机分子是热不稳定的，在 EI 质谱图上只能观察到其碎片离子，而无分子离子。另外，一般的有机分子电离能只有 10 eV 左右，EI 电离大多采用 70 eV 的电子束，这对于样品分子的电离显然能量过剩，过剩的能量会以离子动能形式释放出来，但仍有一部分能量重新分布在分子离子的振动自由度上，使样品电离后进一步发生解离，产生很多碎片离子（图 3-1）。分子离子深度解离生成碎片离子，从获得分子离子的角度来说是不利的，它不能提供分子量相关信息。但是，从另一角度看，丰富的碎片离子包含着大量的样品分子结构信息，有利于对复杂样品分子的结构解析和辨识。

　　另一类电离技术较"软"，电离过程只产生分子离子或准分子离子，而无碎片离子或很少碎片离子，如 CI（化学电离）、ESI（电喷雾电离）、MALDI（基质辅助激光解吸电离）等。EI 和 CI 只适于气相电离，仅限于分析具有足够挥发性和热稳定性的分子。但是对于大量热不稳定和没有足够蒸气压的分子，特别是生物大分子说，用 EI 或 CI 电离方式是不可行的，这是 20 世纪 80 年代质谱学技术面临的巨大挑战。

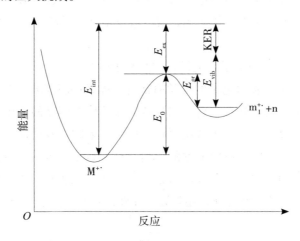

图 3-1　离子内能分配示意图（M⁺ 为碎片离子；n 为中性碎片）

在分析生物和药物分子时，必须把被分析物分子从凝聚相直接变成气相离子，实现这种直接转变的离子源有两大类：液相离子源和固相离子源。液相离子源指的是被分析样品溶于溶液中，而后通过喷嘴和抽真空被导入质谱仪，目前的电喷雾、热喷雾、大气压化学电离源都属于此类型。而固相离子源是借助一种固体或黏稠液体的基质与被分析物形成沉积物或共晶，然后再用具有一定能量的粒子或光子辐照沉积物。沉积物表面的离子吸收能量，在电场的作用下离子被拉出，然后聚焦进入分析器。二次离子质谱（SIMS）、快原子轰击（FAB）、基质辅助激光解吸电离（MALDI）等都属于这类离子源。

在离子源中，离子主要通过下列方式生成：电子电离、电子捕获、质子化、去质子化、生成加合物或者从凝聚相到气相的电荷转移等，有时也包括气相离子 – 分子反应。上述过程都涉及离子的内能问题。图 3-1 是离子内能分配示意图。分子电离后生成分子离子 $M^{+\cdot}$，具有内能 E_{int}；E_0 是 $M^{+\cdot}$ 进一步分解成 $m_1^{+\cdot}$ 和 n 的活化能；E_{ex} 是的过剩能量；E_{vib} 是振动能量；KER 是生成碎片过程中的动能释放；E_{or} 是从 $m_1^{+\cdot}$ 和 n 回到分子离子 $M^{+\cdot}$ 的逆活化能。

下面我们将逐一简要地介绍各种电离源。

一、电子电离

电子电离（electron ionization，EI）源（以前称为电子轰击源）被广泛应用于有机小分子分析中。这种电离技术对很多气相分子或者容易气化的分子是非常适用的，但因产生的碎片太多，有时观察不到分子离子。EI 源可方便地与气相色谱联用。

EI 源是由灯丝发射电子、电子与样品分子碰撞、离子收集等基本过程组成的，如图 3-2 所示。发射电子的灯丝通常是由铼或钨制成的。在高真空中炽热的灯丝发射电子，电子朝着阳极方向加速，碰撞分析样品的气体分子。为了提高它们的碰撞机会，加一对永久小磁铁，使电子束做螺旋运动，可起到聚焦电子和增加样品分子与电子碰撞概率的作用。具有高蒸气压的气体样品可以直接引到源内，液体和固体样品也可以通过加热方式来增加蒸气压。根据电子的二相性，它除了具有粒子性之外，还具有波动性，其波长由下列公式给出：

$$\lambda = \frac{h}{mv}$$

式中，m 为电子的质量，v 为它的速度，h 为普朗克（Planck）常量。动能是 20 eV 的电子的波长是 0.27 nm，动能是 70 eV 的电子的波长是 0.14 nm。当电子波长接近于分子键长的时候，波被扰动。如果一种频率（具有能量 hv）对应着分子内的一种电子跃迁，能量的转移就导致不同的电子跃迁，当能量足够大的时候分子中的电子就可以被排出。因此电子电离并不是简单的"轰击"分子。

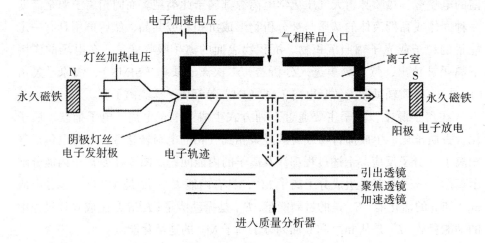

图 3-2 电子电离源示意图

图 3-3 表示了在一个给定电流和不变样品压力（即样品量）条件下，产生的离子数目随电子的加速电压（即电子动能）改变的关系曲线。对于有机分子，在 70 eV 附近呈现一个宽的极大值，电子能量较小的变化不显著影响质谱图。平均来说，在通常 70 eV 电子能量质谱条件下，离子源中 1000 个分子才产生 1 个离子。在电离过程中，10 eV ~ 20 eV 能量转移给分子。因为大多数有机分子电离能在 10 eV 左右，所以过剩能量就会导致离子碎裂（图 3-1）。这些碎片离子为未知化合物的分析提供了宝贵的结构信息。

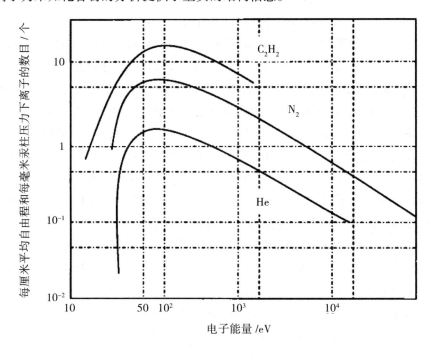

图 3-3　电离产生的离子数与电子能量的关系

在常温和固定加速电压下，体积 V 内，每单位时间产生的离子数目 I 与压力 P 和电流 i 相关：

$$I = NPiV$$

式中，N 为恒定的比例系数。方程表示了离子流直接与样品压力（样品数量）有关。这种电离源可以用于定量测定。

图 3-3 表明产生的离子数目是电子能量的函数，其最大值出现在 70 eV。在 EI 谱中，随着电子能量降低，分子离子解离程度减弱，也就是说碎片减少，分子离子相对比例大大提高。实际上电子能量降低，也大大降低了电离效率，

这样也降低了分析的灵敏度，在分析中是不可取的。但有时为了特殊目的，如得到一种离子，也采用低电子能量的实验技术。在通常条件下，负离子生成效率比正离子低得多。

二、化学电离

对于质谱分析，得到分子质量信息是最重要的。由于 EI 电离产生的离子内能太高，导致分子离子解离，有时甚至得不到分子质量信息，对分析工作不利（虽然大量的离子碎片能够给出分子结构的有用信息）。

20 世纪中叶，苏联科学家 Talrose 等和美国科学家 Munson 与 Field 分别报道了有关化学电离（chemical ionization，CI）源，物理化学家通常称之为高压力电离源（high pressure ionization MS，HPIMS）这项技术通过离子 - 分子反应，有效地避免了电子电离源能量过大而导致离子过度碎裂，产生分子离子峰较少的弊端。可以说化学电离源是软电离技术的先驱。从此，各种软电离技术相继产生。

化学电离是待分析的样品分子与离子源中预先存在的试剂离子发生碰撞，通过离子 - 分子反应而使样品分子电离，产生的离子具有较低的过剩能量，生成的碎片较少，分子离子易于辨认或分子质量易于推断。因此 CI 和 EI 是为了确定被分析样品分子质量与结构的相互补充的两种手段。

CI 源与 EI 源的构造大体相同，但它除了有引入样品的探头外，还要有一个引入反应气的通道（如果反应试剂是液体也可以从储气罐进样）。在实验中要记住关掉或减小源内的孔和缝。实际上在离子源内还装有一个推斥极，带有与产物离子相反的电位，以增加离子在源中的滞留时间，来增加碰撞概率。尽管电离室内压力为 60 Pa，但电离室以外的离子源中的压力还要保持为 10^{-3} Pa，以保障质谱仪正常运行，这样就需要一个高效的抽真空系统。表 3-1 是 EI 源与 CI 源的电离室压力的比较。

表3-1　EI源与CI源的电离室压力的比较

项目	EI 源	CI 源
压力	$1 \times 10^{-6} \sim 1.33 \times 10^{-4}$ Pa	$1 \times 10^{-2} \sim 1$ Pa
平均自由程（MFP）	0 ~ 50 m	0.05 ~ 5 mm
离子源内碰撞次数	无	多次（近于热、化学平衡）

化学电离的必要条件是离子源中压力要足够高，保证样品分子与试剂离子能发生频繁的碰撞。因为气相离子－分子反应零活化能或者很低活化能的特性，几乎每次碰撞都发生化学反应。我们可以计算出压力为 60 Pa 时，平均自由程大约是 0.1 mm。一般说来，气相离子－分子反应的速率常数为 $10^{-12} \sim 10^{-8}$ mL/(mol·s)，若把这个范围的中间值变换成溶液化学单位即为 6×10^{10} L/(mol·s)，这几乎与最快的溶液反应速率常数相近 [如酸碱中和反应 $H^+ + OH^- \rightarrow H_2O$ 的速率常数大约为 10^{11} L/(mol·s)]。

下面我们简单介绍几种离子－分子反应。

1. 质子转移反应

在化学电离反应中，质子转移反应是应用最广泛的一种。样品分子被引入离子源的等离子体中，试剂离子 GH^+ 通常把质子转移到样品分子 M 上形成 MH^+（G 为试剂分子，M 为样品分子）。这种化学反应可以描述为酸－碱反应，GH^+ 与样品分子 M 分别被看成布朗斯特酸（质子给体）和布朗斯特碱（质子受体）。上述质子转移能否进行，与试剂分子、样品分子的质子亲和能或者质子亲和势（proton affinity，PA）有关，或者说与样品分子和试剂分子的气相碱度（gas phase basicity，GB）有关。下面我们介绍分子的质子亲和能与气相碱度。

中性分子 M 与质子反应，生成质子化分子：

$$M + H^+ \rightarrow MH^+ + \Delta H \tag{3-1}$$

反应所放出热 ΔH 的绝对值定义为分子 M 的质子亲和能 PA（M）；而反应的吉布斯自由能 ΔG 称为分子 M 的气相碱度 GB（M）。

$$PA(M) = -\Delta H \tag{3-2}$$
$$= -\left[\Delta H_f^\ominus\left(MH^+\right) - \Delta H_f^\ominus(M) - \Delta H_f^\ominus\left(H^+\right)\right]$$
$$GB(M) = \Delta G \tag{3-3}$$
$$\Delta G = \Delta H - T\Delta S$$

式中，ΔH 为反应的焓变，$\Delta H_f^\ominus$ 为标准生成热，ΔG 为反应的吉布斯自由能，ΔS 为反应的熵变。对于气相离子反应来说 ΔS 较小，所以大多数情况下，质子亲和能可表征气相碱度，PA（M）=GB（M）。

$$CH_4^{+\cdot} + CH_4 \rightarrow CH_5^+ + CH_3^{\cdot} + \Delta H_4$$
$$\Delta H_f^\ominus\left(CH_4^{+\cdot}\right) = 1150.6 \text{ kJ/mol}$$
$$\Delta H_f^\ominus\left(CH_4\right) = -66.94 \text{ kJ/mol}$$
$$\Delta H_f^\ominus\left(CH_5^+\right) = 923.83 \text{ kJ/mol} \tag{3-4}$$
$$\Delta H_f^\ominus\left(CH_3^{\cdot}\right) = 143.84 \text{ kJ/mol}$$

$$\Delta H_4 = 15.99 \text{ kJ/mol}$$

所以说，生成物 CH_5^+ 是"冷"的。

$$CH_4 + H^+ \rightarrow CH_5^+ + \Delta H_5$$

$$\Delta H_f^{\ominus}(CH_4) = -66.94 \text{ kJ/mol}$$

$$\Delta H_f^{\ominus}(H^+) = 1527.16 \text{ kJ/mol} \qquad (3\text{-}5)$$

$$\Delta H_f^{\ominus}(CH_5^+) = 923.83 \text{ kJ/mol}$$

$$\Delta H_5 = -536.39 \text{ kJ/mol}$$

$$PA(CH_4) = 536.39 \text{ kJ/mol}$$

所以，CH_5^+ 是强路易斯酸，它能使大多数有机化合物质子化。

最常用的质子化试剂见表 3-2。

表3-2　常用的质子化试剂

质子化试剂	PA/（kJ·mol⁻¹）
NH_3	857.7
CH_3OH	773.6
H_2O	723.8
$1-C_4H_{10}$	687.4
CH_4	536.4
H_2	422.6

由此可知，分子的质子亲和能是该分子酸碱性量度，亲和能越高，分子的气相碱度越大。关于质子亲和能数据可从有关文献中得到。对于如下质子转移反应：

$$GH^+ + M \rightarrow MH^+ + G \qquad (3\text{-}6)$$

式中，M 为待测样品，G 为反应试剂。如果 PA（M）> PA（G），质子转移反应式（3-6）才能发生；如果 PA（M）< PA（G），从热力学能量角度上看反应难以发生。反应试剂分子的选择及生成离子内能大小取决于试剂分子与样品分子的相对质子亲和能数值。对于热碰撞，能量又取决于离子源温度和压力。质子转移反应放出的热量可以通过选择不同反应气来控制。最常用的反应气是甲烷（PA=5.7 eV）、异丁烷（PA=8.5 eV）和氨气（PA=9.0 eV）。异丁烷和氨气作为试剂，反应放热小，不如用甲烷作为试剂放热明显（甲烷可用作为绝大多数有机化合物的化学电离试剂，因为甲烷的质子亲和能数值远远小于大多数

有机分子的质子亲和能）。异丁烷和氨气作为化学电离试剂比较温和，形成的碎片少，有利于分子质量的观察和推断。

2. 加合反应

在化学电离等离子体中，所有的离子都容易和极性分子形成加合物（电荷与偶极相互作用结果），是一种"气相溶剂"，如果有氢键形成更有利于此过程。为了形成稳定的加合物，需要碰撞第三体来消耗过剩的能量，这个反应实际上是三分子反应。反应试剂分子 G、质子化分子离子 MH^+ 或者是碎片离子 F^+ 形成加合物在化学电离质谱中是常见的。在等离子体中每个离子也可能和样品分子或者是试剂分子生成加合离子，这些离子在确定分子质量方面也许是有益的。

$$MH^+ + M \longrightarrow (2M + H)^+ \qquad (3-7)$$

$$F^+ + M \longrightarrow (F + M)^+ \qquad (3-8)$$

式中，M、F^+ 分别为样品分子和碎片离子。这一反应对于纯样品来说也得到了超过分子质量的离子峰，如果在谱图中有一些离子不能很好地解释，我们有理由怀疑它们生成了加合物。

3. 电荷交换反应

惰性气体、氮、一氧化碳和其他具有高电离能的气体，可以与样品分子发生电荷交换反应：

$$Xe + e^- \longrightarrow Xe^{+\cdot} + 2e^- \qquad (3-9)$$

$$Xe^{+\cdot} + M \longrightarrow M^{+\cdot} + Xe \qquad (3-10)$$

在惰性气体的电子电离中获得了自由基阳离子，由于能量过剩小，因此样品分子的碎片离子很少。但是在实践中这些气体不是很常用。

4. 甲烷反应气

如果将甲烷通过管道引入离子室，初级的反应如下：

$$CH_4 + e^- \longrightarrow CH_4^{+\cdot} + 2e^- \qquad (3-11)$$

然后发生次级解离反应：

$$CH_4^{+\cdot} \longrightarrow CH_3^+ + H\cdot \qquad (3-12)$$

$$CH_4^{+\cdot} \longrightarrow CH_2^{+\cdot} + H_2 \qquad (3-13)$$

但是最常见的是甲烷分子离子和甲烷分子碰撞引起的离子 - 分子反应，如式3-14所示：

$$CH_4^{+\cdot} + CH_4 \longrightarrow CH_5^{+\cdot} + CH_3\cdot \qquad (3-14)$$

$$m/z\ 17$$

在等离子体中发生的另一个反应是：

$$CH_3^+ + CH_4 \rightarrow C_2H_5^+ + H_2 \quad\quad (3-15)$$
$$m/z \ 29$$

$C_3H_5^+$ 可以在接续反应中形成：

$$CH_2^{+\cdot} + CH_4 \rightarrow C_2H_3^+ + H_2 + H\cdot \quad\quad (3-16)$$
$$m/z \ 27$$

$$C_2H_3^+ + CH_4 \rightarrow C_3H_5^+ + H_2 \quad\quad (3-17)$$
$$m/z \ 41$$

在压力为 20Pa 时，甲烷分子生成的 CH_5^+（m/z 17）是强度 100% 的离子，$C_2H_5^+$（m/z 29）是 83%，$C_3H_5^+$ 仅是（m/z 41）14%。

除了饱和烃，样品与等离子体中的一种离子发生酸碱类型的质子交换反应：

$$M + CH_5^+ \rightarrow MH^+ + CH_4 \quad\quad (3-18)$$

系统研究表明，含有杂原子的分子主要与 $C_2H_5^+$、$C_3H_5^+$ 发生酸碱反应。但是若样品是饱和烃 RH，那么离子 – 分子反应是抽取氢负离子（H^-）的反应：

$$RH + CH_5^+ \rightarrow R^+ + CH_4 + H_2 \quad\quad (3-19)$$

但是对极性分子样品研究，往往观察到的是离子分子的加合产物，它是一种所谓的"气相溶剂"，也就是：

$$M + CH_3^+ \rightarrow (M + CH_3)^+ \quad\quad (3-20)$$

这些离子 MH^+、R^+ 和（$M+CH_3$）$^+$ 与其他分子的加合离子被称为分子系列或者准分子离子，它们对于测定分子质量是极其有用的。

三、电喷雾电离

电喷雾电离（electrospray ionization，ESI）是现代质谱中最软的电离技术之一。1968 年，Bendix 公司的 Dole 等首先发现聚苯乙烯溶液从带电毛细管尖端喷射能够产生气态的离子。1984 年，美国耶鲁大学 Fenn 课题组在 Dole 的工作基础上，发展了电喷雾质谱技术，并使该技术真正用于质谱仪的接口。1989 年，Fenn 等首次利用电喷雾质谱技术成功地对蛋白质进行了分析，从此揭开了电喷雾质谱用于生物大分子研究的序幕。

电喷雾电离的过程如图 3-4 所示（以正离子检测模式为例）。样品溶液通过毛细管导入大气压电离源内，在毛细管的出口处施加高电压，样品溶液在强电场及雾化气的作用下形成细小的带电液滴。由于气流的作用，溶剂不断蒸发，液滴直径不断变小，表面电荷密度不断增加，当液滴表面电荷达到瑞利极限（Raleigh limit）后，小液滴就会发生库仑爆炸，生成更小的带电小液滴，这个过程周而复始，直至溶剂从小液滴中完全蒸发后形成待测物离子。一般来说，电喷雾的过程可分为三个阶段：液滴形成、液滴萎缩和气态离子形成。

目前有关电喷雾电离机理尚不十分明确，较为被接受的机理有两种。

离子蒸发机理：在喷嘴与施加电压的电极之间形成了强的电场，该电场使液体带电，带电的溶液在电场的作用下向带相反电荷的电极运动，形成了带电的小雾滴。由于小雾滴的分散，比表面积增大。在电场中溶剂迅速蒸发，使雾滴变小，带电雾滴表面单位面积的场强高达 10^8 V/cm²，而产生液滴的爆裂。重复此过程，最终形成分子离子。

带电残基模型首先是外加电场使溶液带电，形成带电液滴，带电的液滴在电场的作用下运动并迅速去溶剂，溶液中分子所带电荷被保留在分子上，形成离子化的分子。

有证据表明小分子化合物电离是通过离子蒸发机理，而球蛋白等大分子的电离符合带电残基模型。

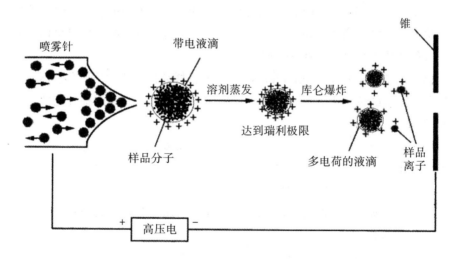

图 3-4 电喷雾电离的过程（以正离子检测模式为例）

由于电离过程中不涉及任何高能量的激发过程，电喷雾电离对样品的破坏程度很小，通常不形成碎片离子，因此很容易得到样品分子的分子质量信息。电喷雾电离的另一特点是可以产生多电荷离子，使生物大分子的质荷比降低到多数质量分析仪器都可以检测的范围，因而大大扩展了分子质量的分析范围。

对于生物大分子，在 ESI-MS 质谱图中会得到一簇多电荷的质谱离子峰。如果该组离子峰符合下列条件：①两相邻峰相差一个电荷；②电荷是由于分子质子化形成的。那么，根据该组峰中任何两个相邻峰可有效地测定生物分子的

相对分子质量 M_r 计算过程如下：选相邻的峰质量数 m_1 和 m_2，所带电荷分别为 n 和 $n+1$，则

$$m_1 = (M_r + n) / n \tag{3-21}$$

$$m_2 = (M_r + n+1) / (n+1) \tag{3-22}$$

通过上述方程可得到准确的分子质量。

电喷雾技术在发展过程中，衍生出多种接口设计，除电喷雾电离外，包括离子喷雾、Z-喷雾、纳米喷雾、涡流离子喷雾、冷喷雾、正交喷雾等，这些接口技术各具特点，对不同类型的样品表现出良好的离子化效率。

（1）离子喷雾是一种带有喷雾气体的设计，又称为雾化辅助电喷雾（nebulization-assisted electrospray），后期的设计兼有喷雾气体和干燥气体，就通常所说的 ESI 接口。

（2）Z-喷雾（Z-spray）是一种带有加热干燥气体的接口，干燥气体在逆流方向或垂直方向设置。其喷雾为双正交 Z 形喷雾方式，其他方面与 ESI 接口相同。

（3）纳米喷雾（nano-ESI）的进样速度为 10 ~ 100 nL/min，适合于蛋白质、肽类的多电荷离子的测定。由于低的工作流速，nano-ESI 接口可用于毛细管电泳和微径柱 HPLC 与质谱的联用。

（4）涡流离子喷雾（turbo ion spray）的进样喷口与质谱质量分析器离子入口处在不同轴的位置上，同时也有干燥气体加速雾化。这是一种较老的、高效率的设计。

（5）冷喷雾（cold spray）是通过对液体喷雾及脱溶剂过程进行冷却来增加分子的极化率，从而促进分子的离子化。它成功应用于一些遇热不稳定而无法用 ESI-MS 进行分析的超分子体系。

（6）正交喷雾（orthogonal spray）的喷口与质谱仪离子入口相互垂直，较新的电喷雾接口多采用正交喷雾方向。这类接口设计中，除干燥气体外还增加了一路气体。此气体成帘状挡在质谱分析器入口前，故称为帘气（curtain gas），流动方向与离子运动方向相反，避免了大量的中性分子进入质谱仪，并防止非挥发性物质的污染。

随着 ESI 技术的发展，很多基于 ESI 电离源的新技术相继出现，值得一提的是解吸电喷雾电离（desorption electrospray ionization，DESI）和电喷雾萃取电离（extractive electrospray ionization，EESI）。DESI 技术是在常压环境中，通过向样品喷射微量的带电液滴，促使表面样品分子解吸附，并由雾状液滴将其带入离子源中。该技术能够快速检测各种载体（固体、冷冻液体、吸附性气体）表面所含的样品，无需样品制备过程，且可检测的分子质量范围广（从小

分子药物到大分子蛋白皆可），可用于快速检测皮肤、衣物、案件现场残留物质。在 EESI 中，由于液体样品与高压电场不直接接触，而是首先借助 ESI 稳定地获得带电试剂离子（如甲醇或水的微液滴），接下来在三维空间内，其与样品液滴发生融合、萃取和碰撞，温和地将电荷沉积到样品的微小液滴中，然后通过去溶剂作用，获得待测物的气相离子，供后续的质谱分析。显然，只要将样品通过适当的方法引入 EESI 离子源中的电离区域，就可能发生电荷和能量的交换，从而获得待测物的离子。因此，EESI 技术目前不再局限于液体样品分析，而是扩大到包括固体表面、膏体、胶体、液体、气体等多种形态的样品；待测物的分子质量也覆盖了从几十到数十万的范围。EESI 能够在质谱分析时最大限度地保证样品不受试剂和操作环境的影响，从而在生物样品、化学反应体系、动植物的活体质谱分析和活体代谢组学等方面具有较好的应用前景。

电喷雾源可用于分析极性和热不稳定性分子，其最显著的特点在于分子质量很大的生物大分子或聚合物等在电喷雾过程中易带上多电荷，而质谱检测的是质荷比，所以它扩大了质谱分析的范围，而不受仪器检测质量上限的影响。如今已将其广泛应用到各种大分子化合物、难挥发化合物，如高聚物、蛋白质的分析中。

ESI 质谱技术从发现之初就一直被应用于小分子质量药物的分析。中药成分的复杂性给分析其中有效药物成分带来极大的困难。由于质谱具有相比其他检测仪器更高的灵敏度、更高的选择性、快速扫描等特点，ESI 已被广泛地应用于中药复杂体系中各种类型化合物的结构解析和鉴定；串联质谱技术包括 ESI-MS、APCI-MS^n 和 ESI-FT-ICR-MS^n，可以在复杂中药体系中直接分析目标化合物，包括植物药材的粗提液或是中药复方的混合提取溶液，并可对结构异构体进行区分。另外，HPLC-MS^n（液质联用技术）结合了液相色谱的高效分离和定量检测特点，可同时对多种中药成分进行检测，并可在线对感兴趣的化合物做串联质谱分析，成为研究中药中活性成分的有力工具，被广泛地应用于中药材复杂成分提取液中活性成分的定性鉴定、定量分析和稳定性研究。

四、基质辅助激光解吸电离

基质辅助激光解吸电离（matrix assisted laser desorption ionization, MALDI）技术的前身是激光解吸电离（laser desorption ionization, LDI），但由于聚焦的激光直接打到样品分子上产生了极高的辐射密度和超高的表面温度，使 LDI 方式只适用于分子质量小于 1000 Da 的样品，限制了其在某些有机分子和生物大分子分析中的应用。20 世纪 80 年代，日本岛津公司的工程师 Tanaka 及其同事与德国科学家 Hillenkamp 和 Karas 等几乎同时使用基质辅助激光解吸电离（MALDI）技术获得分子质量超过 10000 u 的生物大分子离子，使得这项技术在以后检测 100 万 Da 以上的生物大分子成为可能。1987 年 Tanaka 最先报道了使用 MALDI 方式研究大分子化合物这项发明引起了全世界的关注和兴趣，和 ESI 一起拉开了利用软电离质谱技术研究生物大分子的序幕。2002 年 Tanaka 与 ESI 的发明人 Fenn 共同获得诺贝尔化学奖。MALDI 离子化过程如图 3-5 所示，其中涉及光学、力学现象、相变和电离的物理化学过程。MALDI 产生样品离子的机理尚不十分清楚。通常有两种离子化机理用来描述 MALDI 的离子化过程。较早的一种机理认为基质和样品分子呈电中性存在于它们形成的混合结晶之中，当激光照射到基质上，样品的离子化分为三个步骤。①能量转移：将待分析样品分散在基质分子中并形成晶体，当用激光照射晶体时，由于基质大大过量且具有易于吸收紫外光的发色基团，激光能量被转移到基质分子上，基质吸收光子能量从基态跃迁到激发态；②相转变：基质分子吸收激光能量后，导致能量蓄积并迅速产生热量，从而使基质晶体升华，致使基质和分析物膨胀导致基质和样品的混晶发生"冷爆破"，会在瞬间变成气态形成烟雾（plume），而将样品分子变成高能低温分子；③形成离子：激发态的基质分子将质子转移给待分析样品分子，这个过程可能是在气相中也可能在固相中进行，它是由于激光诱导的碰撞引起的。此外，碱金属离子加合也是 MALDI 过程中样品离子的主要形成机制之一，碱金属加合的样品离子可能是气相中离子－分子反应的结果。然后，在 MALDI 离子源内产生的离子在高压电场中被加速，引入质量分析器和检测器而被分析和检测。

　　近年来，Karas 等提出另一种离子化机理——离子簇（cluster）理论。这种理论认为样品分子在结晶过程中已经处于离子状态，样品分子周围包裹着很多的带电基团，并且和带相反电荷的离子分开存在。进入气相后，在烟云中发生碰撞时大的离子簇被分散，转移多余的电荷，消除中性的基质分子，有的样品离子幸存保留并被检测，所以该理论也被称为"lucky survivor"机理。此理论很好地解释了为什么基质的 pH 值对样品离子化效率有影响，并且很好地解释了酸性基质能够产生负离子峰的现象。

　　实验上，常用紫外激光器，因为它很便宜又容易操作。氮分子激光器（$\lambda=337$ nm）被用作标准的条件，有时也用 Nd：YAG 激光器（$\lambda=266$ nm 或者 355 nm）。MALDI 技术也可用红外激光器，如 Er：YAG 激光器（$\lambda=2.94$ μm）或者是 CO_2 激光器（$\lambda=10.6$ μm）。通常情况下，基质的晶格振动频率和待测物分子固有的振动频率不匹配，形成的样品离子基本不会发生裂解；同时，在相转变的过程中烟云可以迅速扩散得以冷却，而其中的样品分子在扩张中也得以冷却稳定，也能阻止热裂解的发生。因此，在 MALDI 源中产生的主要是完整的准分子离子，这也是 MALDI 作为软电离技术的最大特点之一。

选择基质的几个原则是，基质既要能均匀分散样品，又要能吸收激光能量和为样品分子提供质子。近年来，在蛋白质研究中，为了提高蛋白质（或多肽）的检测灵敏度、重现性、肽段覆盖率、耐盐性等，大量的新型基质被报道，包括新合成的单一有机固态基质、离子液态有机基质、复合有机基质和无机基质。这也是 MALDI 研究和应用领域中重要的方面。

五、其他离子源

1. 二次离子质谱

二次离子质谱（secondary ion mass spectrometry，SIMS）和快原子（或离子）轰击质谱分析是指利用具有一定能量的初始离子束来轰击样品表面，发射出二次离子的质谱分析方法。

低电流的初始离子束的离子源称为静态源，通过基质表面和内部对流、扩散产生的新表面层和新离子，对表面上的任何分子都不产生破坏，并得到与等离子体相似的谱图，这个技术大多用在固体研究，特别是用来研究导体、半导体的表面。利用表面交叉聚焦离子束的扫描方法，可产生高分辨的化学谱。

动态源与静态源相反，动态源高电流可能破坏靶表面，使表面腐蚀。具有高能量的粒子打击样品溶液导致振动波，这样从溶液中射出离子和分子。离子被朝向分析器的电位差加速，这个技术不引起或是很少引起离子化，通常在溶液中把已经存在的离子溅射到气相。

这些技术都涉及离子和中性体的轰击，所用的中性原子束能量大约是 5 keV。大多数情况下使用氩气，有时用氙气，在几千伏特电压下加速离子和聚焦到分析室，离子在与原子和分子碰撞时进行电荷交换而被中和。离子的动量足够保持聚焦，剩余的离子在通过两个电极之间时放电，被抽走。上述过程可以由如下方程式表示：

$$Ar_{(快)} + Ar_{(慢)} \rightarrow Ar_{(慢)} + Ar_{(快)} \tag{3-23}$$

快原子（或离子）轰击（fast atom/ion bombardment，FAB/FIB）与液体 LSIMS 是利用高速度的中性原子或分子束轰击样品，使其电离的技术。样品制备时都需要将样品溶在非挥发性液相基质中，甘油是最常用的基质；m-硝基苯醇对非极性化合物来说是很好的液相基质；二乙醇胺（diethanol-amine）和三乙醇胺（triethanolamine）的碱性强，对产生负离子很有效；硫甘油（thioglycerol eutectic）及其共溶物可以代替甘油。

FAB（快原子）枪的构造原理如图 3-5 所示。

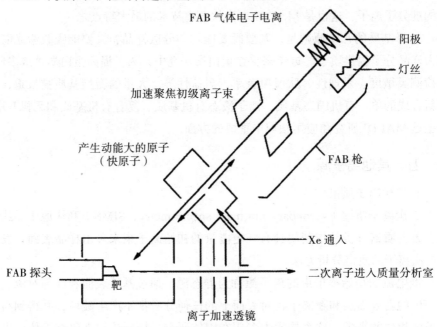

图 3-5　FAB（快原子）枪的构造原理图

铯枪可以产生大约 30 keV 的铯离子束 Cs^+。采用该技术分析高分子质量的样品，能够获得较高的灵敏度，因此这个方法是非常有效的，可分析化合物的分子质量达到 10000 u，如多肽和核酸等。该技术产生的离子束能被保留较长时间，这就允许同时分析几个类型的样品。这一优点对于利用多个质量分析器分析非常适用，如串联质谱。

2. 解吸化学电离

解吸化学电离（desorption chemical ionization，DCI）实验中通常将样品放到玻璃和金属的容器中，再直接引入化学电离的等离子体中，温度降低到 150 ℃左右，以阻止非挥发性样品的热裂解。也可将 1 滴样品溶液滴在钨或铼的灯丝上，溶剂被蒸发，探头伸到离子源中，通过控制灯丝电流来实现样品分子快速加热被解吸。离子的形成过程只持续非常短的时间，分子离子仅在几秒钟可以被观察到。质谱图随着温度的变化而变化。谱图是几种现象的叠加：样品快速蒸发时在灯丝表面的直接电离；在较高温度下的直接离子解吸和热裂解。一般来说，非挥发性的化合物可以清楚地得到分子离子，这个方法对于寡糖、小肽、核酸和其他的有机盐及 C_{60} 衍生物的分析是有用的。DCI 可采取正的或者负的离子模式。

3. 场解吸

场解吸（field desorption，FD）方法适用于非挥发性物质，含有盐的样品溶液通过蒸发被沉积在铼或者钨丝上，覆盖碳针。灯丝和电极之间电位差可以达到 10^8 V/cm，灯丝被加热，直到样品融化。离子迁移到针尖上并积累，在针尖上这些离子被解析，从而带走了样品的分子。这项技术操作很难，实验者需要经过特殊训练。这项技术逐渐被其他的解析技术代替，但是在分析高分子质量的极性化合物时 FD 技术仍有应用。

比较上述方法，DCI 或者 FD 技术只给出瞬间的离子信号，经常只是几秒钟，DCI 和 FD 操作都比较烦琐，不方便使用。而 FAB 和 LSIMS 需要注入甘油类的基质，质谱图比较复杂。

4. 激光解吸

激光解吸（laser desorptiom，LD）是产生气相离子的一种有效方法，通常激光脉冲为 $10^6 \sim 10^{10}$ W/cm^2，被聚焦到 $10^{-4} \sim 10^{-3}$ cm^2 的固体样品表面上，在表面上融化了样品，形成离子和中性分子的微区等离子体，它能够在样品表面附近高浓度的蒸气相中发生反应。激光脉冲实现了样品的同时气化和电离。这个技术被用来研究样品的表面和局部结构，如矿石的包合物或者器官细胞的夹杂物。通常可以通过调节激光的波长进行样品电离，但是为了方便起见，一般使用红外激光形成热撞击，这样就不需要去匹配样品的激光波长。

因为离子信号非常短暂，能否得到好的质谱图和样品的物理性质密切相关（如光的吸收性或者挥发度等），进一步产生的离子总是伴有碎片离子。这种情况如果采用 MALDI 情况会大大改善。

第二节 质量分析器

一、磁质谱

最常用的分析器类型之一就是扇形磁分析器。质荷比为 m/z 的离子进入磁场强度为 B 的磁场中（图 3-6），由于受磁场力的作用，离子做圆周运动，圆周运动的离心力和洛伦兹力 F 相平衡，即

$$Bzev=mv^2/r \qquad (3-24)$$

式中，B 为磁场强度，z 为电荷数，e 为电子电量，v 为运动速度，m 为质量，r 为圆周运动的半径。

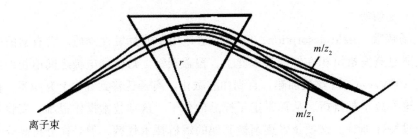

图 3-6　磁质谱的结构示意图

整理得：

$$v=Bzer/m \qquad (3-25)$$

忽略离子的初始速度，在加速电压 V 作用下，离子获得动能。

$$1/2\ mv^2=zeV \qquad (3-26)$$

$$m/z=B^2r^2e/2V \qquad (3-27)$$

由式（3-27）可知，在一定的 B、V 条件下，不同 m/z 的离子其运动半径不同；一般仪器 r 固定，连续改变 V 或 B 可以使不同 m/z 的离子顺序进入检测器，并测量各束离子的相对强度（反映这束离子的多少）。这种扇形磁场质谱仪称为单聚焦质谱仪，其结构简单，操作方便，对相同的质荷比、但入射方向不同的离子具有聚焦作用，即所谓方向聚焦。然而，必须注意到样品电离后，具有相同质荷比的各离子实际初始能量不为零且各不相同，它们在通过质量分析器后不能完全聚焦在一起。因此，单聚焦磁场分析器的分辨率很低。

为了提高仪器的分辨率，现在常采用双聚焦磁质谱（图 3-7），该仪器在扇形磁场的基础上增加一个扇形电场。对于初始动能不同但 m/z 相同的离子，通过调节电场能，达到聚焦的目的。

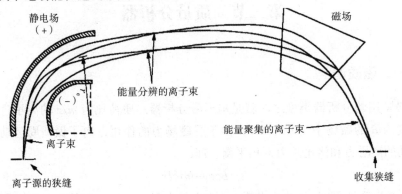

图 3-7　Nier-Johnson 双聚焦磁质谱结构示意图

离子进入扇形电场中，受到的电场力与离心力相平衡（图 3-8，图中 I_e 为离子聚焦的距离）。

$$zeE_r = \frac{mv^2}{r_e} \qquad\qquad (3-28)$$

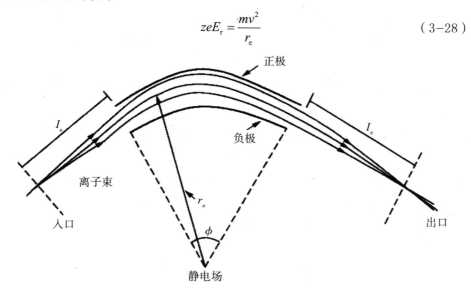

图 3-8　静电场的方向聚焦示意图

式中，E_r 为离子运动轨道上的电场强度，r_e 为电场的半径。

将离子动能 $mv^2/2 = ze\mathrm{V}$ 代入（3-28），则得：

$$r_e = \frac{2v}{E_r} = \frac{mv^2}{zeEr} \qquad\qquad (3-29)$$

若 E_r 固定，对质量相同的离子，离子轨道半径仅取决于离子的速度或能量，与离子的质量无关。这样，质量相同而能量不同的离子，经过静电场将被分开。反言之，对于相同质荷比离子，尽管它们初始能量不同，但通过调节电场能获得相同的运动半径，从而实现能量聚焦。

采用该设计能够同时完成能量聚焦和方向聚焦，显著提高仪器的分辨率，它是目前应用广泛的高分辨质谱仪器之一。双聚焦磁质谱包括正几何型（EB）和反几何型（BE）两种类型。图 3-8 为著名的 Nier-Johnson 正几何型的双聚焦磁质谱仪示意图。离子束首先经过一个静电场，获得能量聚焦，而后又经过磁场分析器，进行质量分离。反几何型的双聚焦磁质谱仪的静电场位于磁场之后，能够完成离子动能谱（MIKES）的分析。

二、四极杆质谱

四极杆质量分析器具有离子传输效率高、结构简单、扫描速率快、价格低廉等特点，使得四级杆质谱在物理学、化学、医学、环境科学、生命科学等领域中获得了广泛应用。

在四极杆质量分析器中，离子的运动轨迹十分复杂，在数学上可用二阶线性微分方程马蒂厄方程的解来描述。

在直角坐标系下，四极场中任意一点的电势可表示为：

$$\phi_{x,y,z} = A(\lambda x^2 + \sigma y^2 + \gamma z^2) + C \tag{3-30}$$

式中，λ、σ、γ 为空间各坐标的权重常数；A 为与时间有关而与空间坐标无关的电场强度分量；C 为固定电势（射频或其与直流电势的复合）。

而作为电场需要满足拉普拉斯方程：

$$\nabla^2 \phi_{x,y,z} = 0 \tag{3-31}$$

这里

$$\nabla^2 = \frac{\partial^2}{\partial x^2} + \frac{\partial^2}{\partial y^2} + \frac{\partial^2}{\partial z^2} \tag{3-32}$$

将式（3-30）代入拉普拉斯方程得到：

$$\nabla^2 \phi = A(2\lambda + 2\sigma + 2\gamma) = 0 \tag{3-33}$$

对于四极杆质量分析器的解为：

$$\lambda = -\sigma = 1, \gamma = 0 \tag{3-34}$$

对于离子阱质量分析器的解为：

$$\lambda = \sigma = 1, \gamma = -2 \tag{3-35}$$

现在将式（3-34）代入电势方程式（3-30）得到：

$$\phi_{x,y} = A(x^2 - y^2) + C \tag{3-36}$$

x 轴电势与 y 轴电势的电势差为 $\phi_0 = \phi_x - \phi_y$，则

$$\phi_{x,y} = \frac{\phi_0}{2r_0^2}(x^2 - y^2) + C \tag{3-37}$$

一个离子进入四极杆场内受到的作用力为 F_x，加速度为 a，根据

$$F = ma = m\left(\frac{\mathrm{d}^2 x}{\mathrm{d}t^2}\right) = -e\frac{\phi_0 x}{r_0^2} \quad F_x = -e\left(\frac{\mathrm{d}\phi}{\mathrm{d}x}\right)_y = -e\frac{\phi_0 x}{r_0^2}$$

令

$$\phi_0 = 2(U + V\cos\Omega t)$$

式中，U 为直流电压，x 轴电极为 $+U$，y 轴电极为 $-U$，V 为射频电压，Ω 为射频的角频率，a 为加速度。

则

$$m\left(\frac{\mathrm{d}^2x}{\mathrm{d}t^2}\right)=-2e\frac{(U+V\cos\Omega t)x}{r_0^2} \qquad (3-38)$$

式（3-38）即为质量为 m，电荷为 e 的离子从 z 方向进入四级电场中，其运动轨迹遵循的 Mathieu 方程。方程的右边进一步整理得：

$$-\left(\frac{2eU}{mr_0^2}+\frac{2eV\cos\Omega t}{mr_0^2}\right)x=-\left(\frac{\Omega^2}{4}a_x-2\times\frac{\Omega^2}{4}q_x\cos\Omega t\right)x \qquad (3-39)$$

式中，a_x、q_x 为无量纲形式参数。因此，离子在四极场内运动时可以用马蒂厄方程来描述。

由此可以推导出：

$$a_x=\frac{8eU}{mr_0^2\Omega^2} \qquad (3-40)$$

$$q_x=\frac{-4eV}{mr_0^2\Omega^2} \qquad (3-41)$$

在数学上马蒂厄方程的解已有完备的讨论，因此，四极杆场（图3-9）中离子运动的性质取决于 a 和 q，与初始条件无关，所有具有相同 (a, q) 值的离子将具有相同的运动周期。

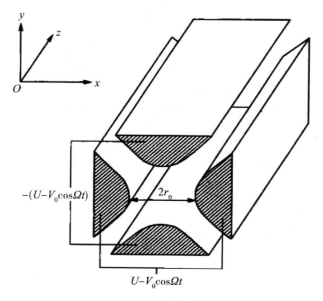

图 3-9　四极杆场示意图

　　图 3-11（a）为马蒂厄方程 x 方向稳定区图，图 3-10（b）为马蒂厄方程 y 方向稳定区图。将四极杆场中离子 x 方向和 y 方向的运动稳定性图相重叠即可得到图 3-11 所示的离子运动稳定性区域图，（a，q）值处于重叠区域的离子可稳定通过四极杆区域。在马蒂厄方程解的稳定性区域图中，从原点出发，与 q 轴相交的两个稳定区依次为 第 I 稳定区和第 II 稳定区，第 III 稳定区为 x 方向第 I 稳定区与 y 方向第 II 稳定区相交的区域，如图 3-11 所示。四极杆质谱仪中最常用的是第 I 稳定区。

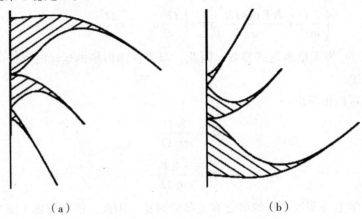

（a）　　　　　　　　　　　　（b）

图 3-10　四极杆电场中离子运动的稳定性图

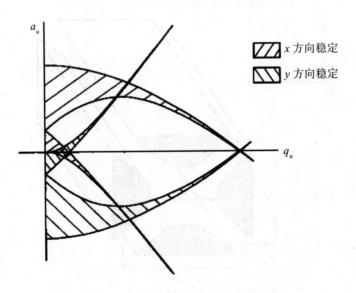

图 3-11　马蒂厄方程中 x 和 y 方向都稳定区域

在四极杆质谱计中，如果 r_0、ω、U、V 确定，则质荷比为 m/z 的离子就有确定的 a 和 q 值。在稳定性图中，它将具有一个确定的工作点。如果该工作点在稳定性三角形内，则它的轨迹是稳定的。离子将围绕着 z 轴进行有限振幅的运动而沿着 z 方向前进；a、q 值在不稳定区的离子将产生不稳定振荡而被电极中和过滤，令 $k=a/q=$ 常数，在稳定性图中，它对应于一条通过原点的直线。在同一电极结构（r_0 固定）、同一工作频率下，a/q 值将取决于直流电压与交流振幅的比值，而与质荷比 m/z 无关。这条直线就称为质量扫描线。如果扫描电压 V（同时改变 U，保持斜率 k 不变），可使一组不同质量的离子先后进入稳定区而被检测，即可获得相应的质谱图。

如图 3-12 中所示的质量扫描线，当 k 为常数，稳定三角形内顶点附近的一段扫描线对应于能够稳定通过四极杆场的离子，由于该扫描线段较短，相当于稳定离子（a，q）值的范围较小。显然，a/q 值越大（扫描成的斜率越大），在扫描线上稳定区内的质量范围越窄，仪器的分辨率越高。

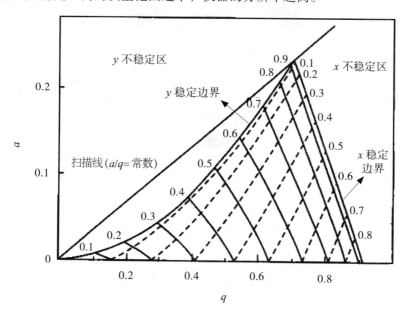

图 3-12　四极杆质谱仪的质量扫描线图

三、离子阱质谱

离子阱质谱与常规质谱仪相比，因其结构简单，且集质量分析和多级串联于一体，而备受质谱学家的青睐。Paul 等于 1960 年提出了离子阱（ion trap）质量分析器。

离子阱的简易结构如图 3-13 所示，它由环电极和端盖电极组成，环电极为一个内部为双曲面的圈状体，端盖电极为一对双曲面电极构成环电极的端盖，两个端盖电极是等电位的，端盖上有小孔用以引入和排除离子。

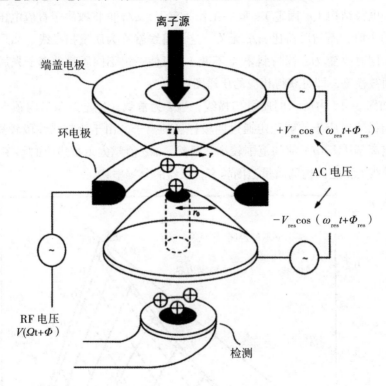

图 3-13　离子阱的简易结构图

离子阱质量分析器有几种加电压的方式，常见的方式之一为端盖电极接地，在环电极上加直流电压和射频电压（$U + V \cos\Omega t$）。离子阱在加电后形成的电场为四极场，离子在四极场中的运动可以用马蒂厄方程的解来描述，马蒂厄方程的解可以告诉我们哪些离子在什么样的条件下能够稳定地储存在离子阱中。前面我们已经证明四级质量分析器内的离子运动能够用马蒂厄方程来描述。类似地，离子阱中的离子运动也可以用如马蒂厄方程来描述：

$$\left[\frac{4eU}{m(r_0^2 + 2z_0^2)} + \frac{4eV\cos\Omega t}{m(r_0^2 + 2z_0^2)} \right]z = -\left(\frac{\Omega^2}{4}a_z - 2 \times \frac{\Omega^2}{4}q_z\cos\Omega t \right)z \qquad （3-42）$$

式中，r_0 为环电极的最短内径；z_0 为端盖电极之间的最短距离。

$$a_z = -\frac{16eU}{m(r_0^2 + 2z_0^2)\Omega^2}\qquad (3-43)$$

$$q_z = -\frac{8eV}{m(r_0^2 + 2z_0^2)\Omega^2}\qquad (3-44)$$

相似地，如果固定 z 值，从带电粒子在径向 r 的独立运动可以推导出：

$$a_z = -2a_r = -\frac{16eU}{m(r_0^2 + 2z_0^2)\Omega^2}\qquad q_z = -2q_r = \frac{8eV}{m(r_0^2 + 2z_0^2)\Omega^2}\qquad (3-45)$$

马蒂厄方程的解可以分为两类：第一类解为周期性的不稳态解；第二类解为周期性的稳态解。第一类解被称为整数阶马蒂厄函数，它能够形成稳定性图中的不稳定区域边界，这个边界可以是特定的曲线或特定的点，处于边界点上的离子的运动轨迹将会变得无边际，从而不能保留在离子阱内。而这个边界对应着一个新的参数 A，A 为心和心的复杂函数，当 β_z 等于 0，1，2，3，…整数时，则对应着稳定性图中的不稳定区域边界。第二类解决定着离子在阱内的运动，与马蒂厄方程稳态解对应的 z 轴上的稳定区域如图 3-14 所示。

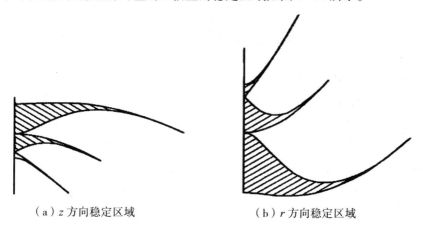

（a）z 方向稳定区域　　　　　　　（b）r 方向稳定区域

图 3-14　马蒂厄稳定区域图

将两稳定区域放在同一坐标轴内可以得到 z 方向、r 方向同时稳定的区域，如图 3-15 所示。

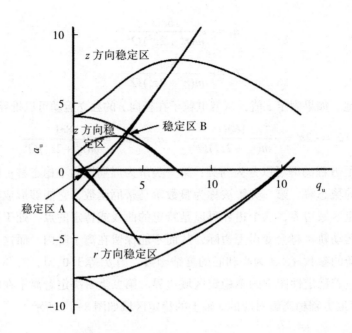

图 3-15　离子阱质量分析器中的离子 z 方向和 r 方向的稳定的区域图

从图 3-15 中可以看出，在 z 方向、r 方向同时稳定的区域有多个，但需要说明的是，只有最接近零时的稳定区 A 是最重要的，其他稳定区域有待进一步研究利用。图 3-16 为 a_z 和 q_z 最接近零（A 区域）时的稳定性图，该图中有许多相互交叉的曲线，称为等 β 线。处于稳定区的离子在 r 方向或 z 方向的运动幅度均不大，能长期储存在离子阱中，处于稳定区外的离子，由于在 r 或 z 方向的运动幅度过大，会与环电极或端盖电极碰撞而消亡。图 3-16 中从左到右的曲线是从 0 到 1 的等 β_z 线，从上到下的曲线是从 0 到 1 的等 β_r 线，$\beta_z=1$ 的线与 q_z 轴相交于 $\beta_z=0.908$。

从图 3-16 中可以看出离子阱进行质量扫描的原理，当不加直流电压时，$U=0$，采用固定频率的射频（典型数值为 1.1 MHz 或 0.88 MHz），那么 $a_x=-2a_r=0$，$q_z=-2q_r$，随着射频电压 U 的加大而增大，当增加到 0.908 时，则离子进入不稳定区，即 z 方向是不稳定的，故由端盖电极上的小孔排出，因此当 V 逐渐增高时，质荷比从小到大的离子逐次排出而被记录得到质谱图。

当不加直流电压 $U=0$ 时，$q_z<0.908$ 的离子均能储存在离子阱内，此时如果调节 V 使得 $q_z=0.78$（此时的 q_z 值对应稳定区域顶端在 q_z 轴上的投影），然后加负的直流电压在环电极上 $U<0$，则离子从 $a_x=0$ 及 $q_z=0.78$ 处垂直上升，

通过控制 U 值的大小可使工作点正好处于稳定区域的顶端之下，此时仅有非常窄 m/z 范围的离子可以储存在离子阱中，通过这种方式离子阱实现了选择离子的功能，这样完成时间上的串联质谱就容易理解了。

离子在离子阱中的运动轨迹虽然复杂，但通过利用马蒂厄方程，可以判断哪些离子能储存在离子阱中，并可以通过控制电压进行离子扫描和离子选择，也为时间上的串联质谱提供了条件，当然离子阱还有一些其他的加压方式，可以实现更多的功能。

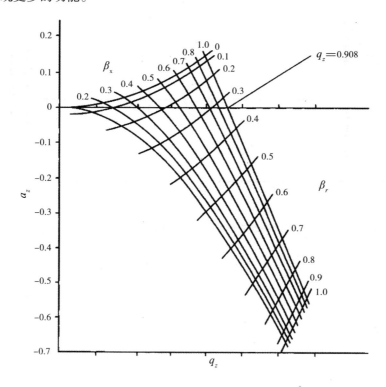

图 3-16　离子阱质量分析器稳定区域 A 的示意图

与其他质谱相比，离子阱质谱可以在阱内实现多级串联（MS^n）质谱功能，按理论设计可以完成 10 级串联（$n=10$）。此外，在离子阱内还可以进行化学电离（CI），也可以进行离子 – 分子反应的化学动力学、热力学和机理研究。其缺点是离子阱质谱仪中存在空间电荷效应。

四、飞行时间质谱

1946 年宾夕法尼亚大学的 Stephens 首次提出了飞行时间质量分析器（timeof-flight，TOF）的设想，20 世纪 50 年代中期第一台商品化仪器诞生。但直到基质辅助激光解吸电离技术的出现，TOF 质谱技术的应用才得到大大推进。

TOF 的工作原理比较简单。图 3-17 为线性飞行时间质谱的示意图。离子源中产生的离子经电场加速获得一定的动能，进入高真空无场区，自由漂移到达检测器。设待测离子的分子质量为 m，所带电荷为 z，加速电压为 V，自由漂移区的长度为 s，则离子的飞行时间为 t。

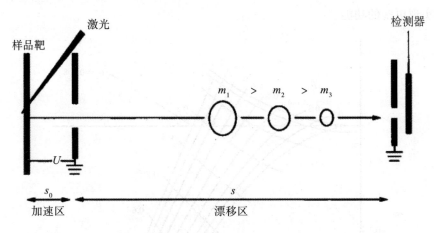

图 3-17　线性飞行时间质谱的示意图（s_0 为加速区长度；s 为漂移区长度）

在离子源中产生的离子经过电压 V 加速后获得的速度为：

$$v = \sqrt{\frac{2zeV}{m}} \qquad (3-46)$$

式中，ze 为离子的电荷。经过长度为 s 的漂移管到达检测器，飞行时间：

$$t = \frac{s}{v} = s\sqrt{\frac{m}{2zev}} \qquad (3-47)$$

由式（3-46）和式（3-47）可以看出来，不同质量数的离子在获得相同初始动能之后的飞行速度是不同的。质荷比越大的离子飞行速度越小，到达检测器所需要的时间也越长。两个质量分别为 m_1 和 m_2 的离子的飞行时间之差：

$$\Delta t = s\left(\frac{\sqrt{m_1}}{\sqrt{2zev}} - \frac{\sqrt{m_2}}{\sqrt{2zev}}\right) \qquad (3-48)$$

仪器的质量分辨率可以近似地由时间来表示：

$$\frac{m}{\Delta m} \approx \frac{t}{2\Delta t} \qquad (3-49)$$

由于不同 m/z 离子到达检测器时间不同，可以把不同质量的离子按 m/z 值大小进行分离。

这种设计的飞行时间质谱仪为线性飞行时间质谱，其主要缺点是分辨率低。

目前多采用的是离子反射技术以提高仪器的分辨率。图 3-18 为反射式飞行时间质谱仪的结构示意图。在无场漂移管后，加入一组静电场反射镜，动能大的离子要比动能小的离子在减速区飞行的距离长，而后被反射镜反射回来的路程也就长，这样，显著提高了仪器的分辨能力。

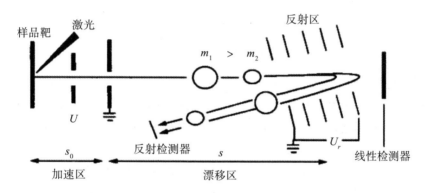

图 3-18　反射式飞行时间质谱的示意图（s_0 为加速区长度；s 为漂移区长度）

另外一种提高分辨率的方法是采用延迟提取技术（delayed extraction）。其原理是电离产生的离子进入无场区，根据初始速度的不同将离子分离，速度高的离子要比速度低的离子飞行距离远，而后经过一定时间的延迟，以脉冲方式把离子引出，此时，初始速度高的离子比初始速度低的离子获得动能少，加速度小。采用该技术，可以有效地补偿离子初始动能的分散，显著提高质谱仪的分辨率。

此外，质谱仪的质量分析器还有傅里叶变换离子回旋共振质谱、静电场轨道阱、离子淌度质谱等，这里就不一一介绍。

第四章　电喷雾质谱分析技术

第一节　电喷雾技术的发展概述

一、与质谱联用之前和之后的电喷雾

通过强电场可以从液体表面产生喷雾小液滴的事实，从一开始发现 ESI 现象时就已经了解得很清楚了。人们很早就懂得静电喷雾可以产生极细的小液滴，因而将静电喷雾法广泛地应用到许多领域：喷漆和静电喷涂、农作物喷雾、静电乳化、燃料雾化以及制备有聚合物涂层的电极等。电喷雾技术也被应用到其他一些领域：如制备样品的 β - 计数实验、等离子体解吸质谱（PDMS）、静态二次离子质谱（SIMS）等。喷雾技术在分析科学的典型应用之一是样品制备，如 MALDI 质谱中，通过喷雾技术可以制备纯粹的表面沉积的微晶样品，这种分布均匀的样品靶，能够降低样品与样品之间的反应，有利于样品的离子化；此外，通过电喷雾样品沉积技术可解吸附电离，有助于对特殊样品的分析，等等。

二、20 世纪 60 年代：早期的发展

20 世纪 60 年代末期有少数研究人员认识到：有可能将一束大分子从气溶胶中引入质谱的电离源。1967 年威斯康星大学的 Erwin Neher 使用一个气 - 液玻璃球制成的气溶胶发生器，称之为 Vaponefrin 的喷雾装置，就可以使过氧化氢酶、溶解酵素和 R-17 滤过性毒菌等产生分子束，再利用静电迁移分析器就可获得带电粒子大小的分布。

最早将电喷雾与质谱成功地结合在一起的是来自 Bendix 公司的 Malcolm Dole 和他的合作者。1968 年，Dole 及其合作者发表论文展示了聚苯乙烯从苯和丙酮溶液中可以产生电喷雾的实验数据，其平均分子质量可达到或超过51000 u。他们还证明了分析不同的质量数和电荷状态，就可以确定脱溶剂离

子的动能差异。Dole 的仪器还引入了热量交换的概念，即与逆流惰性气体（氮气）的热交换，以达到脱溶剂的效果。脱溶剂的离子经过一个小孔进入真空区域，并被带有一定电位的推斥栅格加速和分析，调节栅格的电位就可推斥离子。Dole 等计算出平均分子质量为 51000 u 的聚苯乙烯最初是以二聚体的形式存在的，而平均分子质量为 411000 u 的聚苯乙烯则是一个带有 3 个电荷的单体。

在 20 世纪 60 年代初期，Sugden 及合作者开发了大气压取样系统，通过质谱来研究火焰化学。Shahin 还在大气压电晕放电的 CID（碰撞诱导解离）研究中描述了去簇反应。这些都为后来的一系列大气压电离源的研究和发展铺平了道路。

三、20 世纪 70 年代：APCI 技术的发展

从 Dole 所发表标志性论文到 20 世纪 80 年代，以电喷雾作为质谱离子源的系统研究就一直处于停滞的状态。直到电流体动力学电离（EHD）方面的研究工作之后，Simons 等于 1975 年建议用电喷雾作为 LC/MS 的电离源。过去常常用作制备样品的电喷雾沉积法就经常为其他软电离技术所借用，这是由于电喷雾可产生极细小液滴形式的气溶胶，用电喷雾沉淀法制备样品的特点是样品表面微晶分布十分均匀，因此更容易被其他技术解析出来，诸如解吸附化学电离法（DCI）、等离子解析法以及静态 SIMS 法等。虽然缺乏从事 ESI 直接的活动，但是其他方面的相关技术研究也对 ESI 的发展打下了坚实的基础。

Colby 和 Evans 于 1973 年首先报道了电流体动力学电离技术（EHD），提出了在质谱的真空系统中并通过电场的作用，可以从甘油基质的溶液中移出离子。尽管在许多方面与 ESI 十分相似，但 EHD 却是在真空环境下工作的。在 EHD 电离过程中，样品被放置在加有高电压的毛细管中，样品以锥体形状从毛细管端口突出，在锥体尖端的强电场会把离子从溶液中直接解吸出来。

在 20 世纪 70 年代中，大气压化学电离（APCI）得到了很大的发展，直接影响到大气压电离源接口技术的提高，而 ESI 和 APCI 两种电离源可共用同一接口。在早期的火焰质谱分析工作中，Horning 及合作者用 [63]Ni 和电晕放电离子源开发出了大气压化学电离源，展示了 APCI 作为 LC/MS 接口的潜能，首次使用了"大气压电离"（API）这个名称。Kambara 和 Kanomata 又开发出了现在称之为"源内裂解"的技术，在大气压电离源内部的中压区域产生碰撞从而打碎溶剂成簇的现象。French 及其合作者还将"源内裂解技术"与"气帘"结合，进而降低了溶剂成簇的现象并且减少了溶剂对质谱的污染。

四、20 世纪 80 年代，热喷雾、APCI 和电喷雾

20 世纪 80 年代早期，由 Vestal 等所发展的热喷雾技术（TSP）成为 LC/MS 的首选技术，由于它的应用领域十分广阔，所以一直延续了 10 余年的时间。热喷雾电离原理大致是：溶液经过一个精确控制的加热毛细管后，直接喷入一个压力降低的喷雾室而形成离子，再把在喷雾室中生成的离子通过锥形取样孔引入质谱内部。最初发现热喷雾现象非常偶然，当使用热喷雾接口时，由于电子轰击源的灯丝烧断后依然能检测到离子，这才发现了热喷雾电离现象。其离子的形成包括以下两种过程：一是预先形成的分析物和缓冲离子先行脱除溶剂；二是在脱除溶剂的离子和挥发性中性物之间发生气相化学电离反应。虽然热喷雾结合了 ESI 和 APCI 两方面的特征，但 TSP 和 ESI 仍然有着重要区别：

①热喷雾电离时，溶剂被加热蒸发后直接进入低压的喷雾室；而 ESI（包括 APCI）电离时，溶剂是在大气压环境下完成喷雾过程的。

②ESI 电离时，溶液在高电场条件下才发生喷雾，高电压不仅影响喷雾过程，而且还帮助在喷雾针尖端处分离所产生的正、负离子，所以高电场是产生多电荷离子的重要因素，也是 ESI 质谱的重要特征。TSP 毛细管则不施加任何高电压。

在耶鲁大学工程及应用科学系工作的 John Fenn 所领导的研究小组，首先完成了将电喷雾电离技术用作质谱离子源和 LC/MS 接口的关键工作。Fenn 认为 Dole 所采用的逆流的反吹鞘气不仅提高了去除溶剂的效率，而且降低了真空区域的污染，他通过对小分子化合物而不是大分子高聚物的研究，更加清楚地解释了电喷雾电离的机理，并在 1984 年发表的论文中阐述了这一研究结果。1985 年，Fenn 等人改进了 ESI 电离源（当时他们称之为"ESPI"源），并认为它可以用作 LC/MS 的接口。

与此同时，列宁格勒大学 Aleksandrov 所领导的研究小组也在独立地开发着 ESI 电离源，他们称之为"大气压环境下从溶液中萃取离子"或 EISAP。这些研究报告分别发表在 1984 年和 1985 年的俄国化学杂志上，并在 1986 年有了英文摘要。他们所从事的工作也有所不同，Fenn 的研究小组把 ESI 离子源安装在四极杆质谱上，而 Aleksandrov 的研究小组将 ESI 离子源安装在磁质谱仪上。

新型电离源的许多关键技术特征十分引人注目，它具备高灵敏度和源内裂解本领。虽然 Fenn 和 Aleksandrov 都观察到了小分子肽的多电荷电喷雾质谱图，但都无法合理解释多电荷质谱图所隐藏的内涵。直到 Fenn 在 1987 年美国质谱

年会（ASMS）上报告他们对聚乙烯乙二醇 ESI 质谱图中的多电荷带电状态研究结果：多电荷状态的存在使得现有质谱仪无须扩大质荷比范围就可以测量大分子化合物。他们通过解析一系列方程，获得不同分子质量，将所有得到的单一分子质量平均后，即可得到大分子化合物的精确分子质量。这一研究成果极大地推动了生物质谱技术的发展。

早期的 ESI 电离源所能适应的流速非常有限，仅有几个微升 / 分左右，而且对溶剂的组成也有很多限制。Bruins 等于 1987 年首次使用了气体辅助的电喷雾技术（当时称为离子喷雾或 IonSpray 此名后又被 SCIEX 注册为商品名），随后由 Dole 等人正式提出气体辅助电喷雾技术。这一技术使 ESI 电离源可以适用很宽的流速范围、各种溶剂的组合、不同电解液的浓度和各种电场强度。离子喷雾接口也可以承受几百微升 / 分流速，更加接近了 LC/MS 的实际要求，使得 ESI 在实用性上有了重大突破。

虽然一方面离子喷雾技术解决了 LC/MS 高流量接口的实际问题，但却不能应用于极低流量毛细管电泳（CE）与质谱间的接口。Olivares、Smith 及其合作者设计出小内径喷雾毛细管，带有同轴补偿鞘液的 CE/MS/MS 接口，为低流量情形下去除高浓度电解质开辟了新的思路，极大地推动了 CE-ESI-MS 技术的发展。1989 年，在康奈尔大学工作的 McLafferty，与弗吉尼亚大学的 Hunt、Shabanowitz 合作，将 ESI 离子源与傅里叶变换离子回旋共振质谱（FTICR）成功形成联用，使 ESI 质谱的分析准确度、分辨率达到了空前的高度。

五、20 世纪 90 年代：电喷雾技术的全面普及

20 世纪 90 年代的 ESI/MS，无论是仪器制造还是实际应用都表现出了高速的增长和全面的发展，有许多研究小组从事着 ESI 电离机理的研究工作，其中以 Kebarle 和 Fenn 的贡献最为突出。1990 年，Van Berkel 等报告了离子阱质谱（ITMS）与 ESI 电离源成功的联用。1991 年，Larsen 等报告了适用于磁质谱的 ESI 电离源，由于采用了高电压浮空的机械泵，从而避免了 ESI 电离源与机械泵之间的高压放电现象，随后就有了很多成功使用 ESI/ 磁质谱联用的报道。同样在 1991 年，由 Sin、Boyle 和 Whitehouse 等首次分别报道了电喷雾 / 飞行时间质谱（ESI/TOF）系统，Dodonov 等在第 12 届国际质谱大会上首先报告了正交加速 ESI/TOF，随后很多这方面的报告层出不穷。许多研究小组还分别报告了将 ESI 电离源与 FTICR 联用得到的高分辨和大分子化合物的测试数据，大量的这方面文章源源不断地出自康奈尔大学 McLafferty 研究小组和太平洋西北国

家实验室 Smith 研究小组。商业化的 ESI 电离源（一般同时销售 APCI 源）广泛配置到了各种型号的质谱仪上，从低价位的、全自动型台式到大型的、高性能的仪器皆有。

在保证仪器性能的前提下，ESI 源和 APCI 源可以随意更换，以得到最佳的分析结果，并可满足低流速或高流速不同的应用要求，还能保持有最高的灵敏度和较好的重现性。随着仪器的可靠性和易于操作性等方面的不断提高，全自动和高通量质谱仪成了当前的发展趋势。

六、当前的趋势：全自动和高通量质谱

目前大多数生产 ESI 和 APCI 质谱仪器厂商都可以提供"全流通"或"开放式"系统操作，系统管理员只需在质谱仪上设置许多账户，就可以让不太精通质谱的分析人员也能使用仪器去分析各自的样品，这为使用这些仪器的化学家带来了极大的便利。同时，在蛋白质和多肽的分析等急切需要结构表征的应用领域，质谱显现为强有力的新型表征技术。随着质谱技术不断地被应用于各个行业，日益增长的需求使质谱仪的数量迅猛增加，对质谱仪的小型化，便携化也提出了新的要求。日益增长的需求使质谱仪的数量迅猛扩大。

样品分析的日益简化还导致了被分析样品数量的急剧扩大，这种趋势的最终结局就是要发展高通量质谱和基于微芯片的方法，以便满足对组合化学结果的表征和制药行业中分析大量样品的分析任务。

第二节　电喷雾质谱的基本原理

一、电喷雾电离质谱的基本原理

电喷雾质谱是近年来发展起来的一类新的软电离质谱仪。Koichi Tanaka 和 John Bennet Fenn 发明了电喷雾电离技术，并由此贡献获得 2002 年诺贝尔化学奖。电喷雾质谱是目前应用最广的质谱之一。

（一）基本原理

电喷雾电离是软电离技术。其电离过程是离子雾化，样品溶液通过一根毛细管进入雾化室，在加热、雾化气（N_2）和强电场（3~5 kV）的共同作用下雾化，在大气压下喷成在溶剂蒸气中的无数细微的带电荷的雾滴。

雾化过程：样品溶液的液滴在进入质谱计之前沿着一个管道运动，该管道始终处于真空状态。由于管壁保持适当的温度，液滴不会在管壁凝集。液滴在运动中，随着溶剂不断快速蒸发，液滴迅速地不断变小，由于液滴带有电荷，表面的电荷密度不断增加，当表面电荷的斥力克服液滴的内聚力，就会导致"库仑爆炸"，分散为细小的微滴。去溶剂的过程继续重复进行，溶液中的样品分子就以离子的形式逸出（图4-1）。

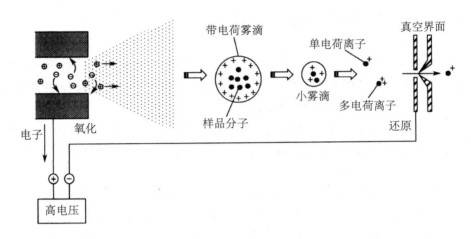

图4-1 ESI雾化示意图

（二）应用范围及特点

电喷雾电离的样品制备方法简单，通常将样品溶解在甲醇、水等溶剂中直接进样，也可与液相色谱联机进样。

产生的离子可能具有单电荷或多电荷，这与样品分子中的碱性或酸性基团的数量有关。通常小分子得到带单电荷的准分子离子，生物大分子得到多电荷的离子，在质谱图上得到多电荷离子簇。由于可检测多电荷离子，这使质量分析器检测的质量可提高几十倍甚至更高。

在正离子模式下，分子结合 H^+、Na^+ 或 K^+ 等阳离子而得到 $[M+H]^+$、$[M+Na]^+$ 或 $[M+K]^+$ 等准分子离子；在负离子模式下分子失去活泼氢得到 $[M-H]^-$ 准分子离子。

电喷雾电离的优点：①分子量检测范围宽，既可检测分子量低于1000的化合物，也可检测分子量高达20000的生物大分子；②可进行正离子模式和负离子模式检测；③准分子离子检测可增加灵敏度；④电离过程在大气压力下进行，仪器维护方便简单；⑤样品溶剂选择多，制备简单；⑥可与液相色谱联机，化合物的分离和鉴定同时进行，简化和缩短分析过程，可用于定性分析和定量分析，由于质谱具备分析技术的 4S 特性，其在生化分析等复杂样品分析中获得广泛应用。例如，核酸、多肽和蛋白质都是高度亲水性的分子，在高温下容易分解，因而电喷雾这种电离方式非常适用于这类分子的研究。

（三）常用的电喷雾质谱

ESI 离子源可以应用在不同类型的质量分析器上，组成不同特色的电喷雾质谱。下面介绍几种典型的电喷雾质谱仪。

1.电喷雾 - 四极杆质谱

不同类型的质谱仪有不同的原理、功能、指标、应用范围。ESI 源与四极质量分析器结合，构成电喷雾 - 四极杆质谱仪，如 Finnigan TSQ Quantum 和 Applied Biosystems ABI 4000 QTRAP 等。

（1）四极质量分析器的基本原理：四极质量分析器（quadrupole mass analyzer）亦称四极滤质器（quadrupole mass filter），是 Paul 于 1953 年发明的，它由四根平行的棒状电极构成，相对的电极是等电位的，相邻的电极之间的电位是相反的，电极上加直流电压和射频（radio frequence，RF）交变电压。

工作时，离子源比四极质量分析器的电位略高（几伏），保证离子源出来的离子具有一定的动能，到达四极质量分析器时，沿 4 个棒状电极的中心飞行，若不加载 4 个电极的电压，离子将直线通过棒状电极到达检测器。若在离子进入质量分析器时交替改变四极电压，离子将按螺旋方式通过 4 个棒状电极，根据离子质量的不同，其到达检测器的时间不同，得以分别检测（图 4-2）。

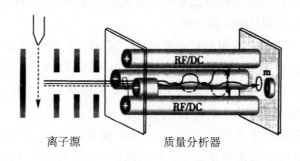

离子源　　　　　　质量分析器

图 4-2　四极质量分析器的基本原理

四极质量分析器和扇形磁场质量分析器在原理上是不同的，扇形磁场质量分析器检测的离子到达检测器时，离子不能继续飞行进入下一个检测器；而四极质量分析器则是靠质荷比把不同的离子分开，不同质量的离子依次到达检测器进行分别检测，经过检测器的离子仍具有动能，可进入下一个检测器进行检测，因此可将多个四极质量分析器串联起来，联合使用开展串联质谱分析。

（2）四极质量分析器的特点：四极质量分析器的优点为：①结构简单，可调节棒状电极的长度大小，增加仪器的选择性功能；②仅用电场而不用磁场，无磁滞现象，扫描速度快，可与毛细管气相色谱联机，适合于跟踪快速化学反应；③工作时的真空度要求相对较低，适合与液相色谱联机，增加应用范围；④可将多个四极杆串联使用，如三重四极杆质量分析器可提高定量分析的准确度等。

四极质量分析器的缺点是分辨率不够高，对较高质量的离子有质量歧视效应。

2.电喷雾－离子阱质谱

ESI 源与离子阱结合，构成电喷雾－离子阱质谱仪，如 *Bruker* 液相色谱－高容量离子阱质谱 esquire HCT 和 Finnigan LTQ XL 等。

（1）离子阱的基本原理：离子阱亦称为四极离子阱（quadrupole ion trap），由上、下端盖电极和一个环电极组成。上、下两个端盖电极具有双曲面结构，立面环电极内表面呈双曲面形状，三个电极对称装配，电极之间以绝缘体隔开。上、下端盖电极一个在其中心有一个小孔，可让电子束或离子进入离子阱；另一个在其中央有若干个小孔，离子通过这些小孔达到检测器（图 4-3）。

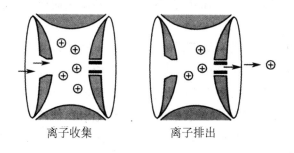

离子收集　　　　　离子排出

图 4-3　离子阱的结构及工作原理

工作时需要在环电极上加一射频电场，两个端盖电极处于低电位，这样将产生一四极场，可产生一抛物线状的电位阱。在离子阱内充氮气，离子被收集在该阱中做回旋振荡，氮气使离子在阱中的运动受到阻力，较集中于中心，通过电位控制使其依次通过下方小孔达到检测器。

（2）离子阱检测器的特点：通过加大离子阱的容积，增加阱内离子的数量，提高仪器的灵敏度和分辨率。因此，离子阱可较好地应用于有机质谱，并且能降低离子的动能，这种状态下要比纯离子更易得到分离和检测。

离子阱的优点：①单一的离子阱可实现多级串联质谱 MS^n；②离子阱的检出限低，灵敏度高，比四极质量分析器高达 10 ~ 1000 倍；③质量范围大，商品仪器已达 70000；④通常离子阱质谱仪理论上可做到 10 级左右，实际操作中做到 3 ~ 5 级为多，多级串联质谱可给出结构片段信息，并帮助推测裂解规律。

离子阱的缺点：离子在离子阱中有较长的停留时间，可能发生离子 – 分子反应。为克服这个缺点，可采用外加的离子源，离子阱也就便于作为质量分析器而与色谱仪器联机。

（3）多级质谱：多级质谱（MS^n）分析是结构解析的一种重要的方法，它可以确认母离子和子离子之间的归属，进而提供准确的结构信息。该方法还可以直接用于混合物分析，将混合物质谱中的某一质荷比的峰分离出来进行串联质谱分析，可以给出更多的结构信息，从而省去大量的分离、纯化工作。

目前用于多级质谱分析的质量分析器主要有串联四极杆和离子阱两种。

离子阱质量分析器能选择性地保留某一质荷比的离子，在阱内与惰性气体碰撞进行诱导断裂，随后进行质量扫描，即可得到该离子的二级质谱。类似地，从二级质谱碎片中选择某一质荷比的离子，又可以进行三级质谱分析。只要离子强度足够，这样的步骤可以做到 10 级，直到获取足够的结构信息为止。

串联四极杆仪器由几个独立的四极杆检测器串接而成，由于体积、成本的限制，一般做到 3 级。

串联四极杆和离子阱多级质谱的主要不同是离子阱是在同一个阱内实现多级质谱；串联四极杆是在串联在一起的不同的四极杆实现多级质谱。因此，对测定化合物的多级质谱，离子阱质量分析器更为合适。

（4）共振激发：共振激发是离子阱质谱的重要操作技术。简述如下：离子阱中离子的运动特点有两种特征频率，即轴向的和径向的。当共振辐射频率与一个或两个特征频率相等时，离子被激发。仪器上是通过在端盖电极上加几百毫伏的辅助振荡电位的方法实现的。

共振激发离子的轴向特征频率已成为离子阱质谱法的一种重要技术，可采用由特定频率或频率范围组成的事先设计的波形进行激发。在共振激发之前，离子在氦缓冲气原子的碰撞作用下，被聚焦在离子阱的中心附近，这个过程称为"离子冷却"（ion cooling），这时离子的动能减低至约 0.1eV。离子在离子阱中心小于 1mm 的范围内运动。当共振激发冷却的离子时，振幅为几百毫伏的辅助电位在特定离子的轴向特征频率振荡时，将引起这些离子离开离子阱的中心，这样离子将受到较大的阱电场的作用，这种离子激发过程常称为"tickling"。离子被阱电场进一步加速，可达到几十电子伏特的动能。

共振激发的主要应用如下。

①分离离子：除去不需要的离子，分离出一种或一定质荷比范围的离子，通过在端盖电极上加上不同波段的频率以同时激发并排斥许多离子，在离子阱中留下需要的离子。

②增加离子动能：其一，增加离子动能，可促进吸热离子 - 分子反应；其二，增加离子动能，通过与氦原子的动量交换碰撞，转变为内能，使离子解离，即碰撞诱导解离（CID），便于得到碎片离子信息；其三，增加离子动能，因而使离子移近端盖电极，产生像电流（image current），这种方式可以对贮存的离子进行非破坏性测量及再测量（re-measurement）；其四，增加离子动能，引起离子从阱电场中逃逸而被排斥，用于离子分离，或在频率扫描时选择性地排斥离子。

3. 配备 ESI 源的其他类型的质谱

除了四级杆和离子阱之外，ESI 离子源可以与飞行时间质谱计（TOF）、傅里叶变换质谱计（FT）连接组成质谱仪，如 Bruker Daltonics APEX IV FT-ICR-MS 高分辨质谱仪等。这种联用方式极大地拓宽了质谱的应用范围，同时也提高了质谱的分辨率和灵敏度等。ESI 离子源还可以与 Q-TOF、Q-Trap、TOF-TOF 等串联质谱组成各种功能不同、用途不同的质谱仪，如 Waters Q-Tof micro 四极杆 - 飞行时间串联质谱、美国应用生物系统的 ABI 3200Q Trap 串联四极杆 - 线性离子阱质谱仪和 4700 TOF-TOF 串联飞行质谱仪等。这种联用方式增加了质谱的功能，充分体现质谱的 4S 特性，并从分辨率提高、定性分析、定量分析等方面有显著的改善。

第三节　电喷雾与 HPLC 联用

质谱联用技术是指色谱与质谱串联的技术，包括液相色谱 - 质谱联用技术、气相色谱 - 质谱联用技术等。质谱是很好的定性及鉴定仪器，可以提供较多的结构信息，且具有很高的检测灵敏度和特异性，是理想的色谱检测器；色谱是很好的分离仪器，尤其是高效液相色谱（HPLC），被称为分离复杂体系的最为有效的分析工具。因此，两者的结合构建了很好的分离鉴定仪器。色谱－质谱联用仪已经广泛应用在各领域中，目前多数质谱仪配备 HPLC 或 GC 系统，色谱－质谱联用仪已经成为结构分析和定量分析的主要工具之一，在各行业中发挥着重要的作用。

色谱－质谱联用仪由色谱、质谱和接口技术三部分组成，接口技术的提高和成熟极大地拓宽了液相色谱和质谱的应用范围，是目前色谱－质谱联用仪的关键技术。

液相色谱－质谱联用仪（LC-MS）也指液相色谱－质谱联用技术，是以液相色谱作为分离系统、以质谱为检测器的分离鉴定仪器。目前，液相色谱的主要代表仪器是高效液相色谱和超高效液相色谱，相应的液相色谱－质谱联用仪有高效液相色谱－质谱联用仪（HPLC-MS）和超高效液相色谱－质谱联用仪（UPLC-MS）。下面简单介绍该仪器的特点及在结构解析方面的应用。

一、液相色谱－质谱联用的接口技术

20 世纪 70 年代，Horning 等人发明了高效液相色谱－质谱联用技术，但由于接口问题，一直限制其发展及应用。随着液相色谱－质谱联用的各种接口技术的不断出现，液相色谱－质谱联用得到了快速发展。目前，接口技术已趋向成熟，流行的接口技术主要有大气压电离接口（API）、粒子束接口（particle beam interface，PBI）和电子电离接口（EI）。

在 LC-MS 技术中，电喷雾离子化（ESI）是用得最广泛的接口方式。液相色谱柱流出物直接连接 ESI 喷针。喷针实际是一个恒电流电池的电极，和位于该电极对面的电极间有 3 ~ 5 kV 的电位差，电位的差异使得液相流出物产生了喷射现象。通常引入雾化气会加速液体的喷射，通过使用干燥的气体，如加热的氮气，使喷射出的带电液滴失去溶剂，减小的液滴包含了离子态的分析物，在干燥气体作用下，随着液体的不断喷射，液滴也进一步缩小。液体越小，其表面单位面积的电荷数越大，最后产生库仑爆炸，生成更多小的带电液滴。分析物离子从溶剂分子中脱离进入气相的整个过程都在持续发生这种"爆炸"。图 4-4 解释了 ESI 的结构及带电液滴传送过程。

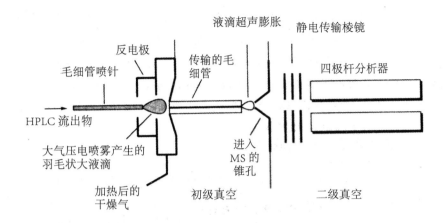

图 4-4　ESI 的结构及带电液滴传送过程

ESI 有一个与其他离子化技术显著不同之处，其信号强度与待测物浓度相关，而不是待测物的质量。因此 1 ng/mL 待测物在 1000 μL/min 流速时的信号并不会比 100 μL/min 流速时的信号高多少。根据这个特性，可以调整流速，采用适合于 ESI 的低流速，而不会牺牲信号强度。实际应用中，可以通过提高待测物的浓度来获得更高的灵敏度，如采用更小直径的液相色谱柱。由于相对于大直径柱子，减少了待测物的稀释倍数，使灵敏度增加。在 ESI 出现之前，HPLC 一般采用内径为 4.6 mm 的色谱柱，配合 1 mL/min 的流速，目前，分析者更多地采用 1 ~ 2 mm 内径的柱子，微柱 HPLC 系统则采用毛细管柱和纳米柱（内径不大于 250 μm）。

二、基本原理

LC-MS 综合了 HPLC 和 MS 各自的特点，HPLC 按照溶质在流动相和固定相分离过程的物理化学原理又分为吸附色谱、分配色谱、离子色谱、体积排阻色谱和亲和色谱，LC-MS 中常用分配色谱和亲和色谱。HPLC 利用高压泵将流动相引入进样系统，样品溶液经进样系统进入流动相，被流动相载入色谱柱（固定相）内，分配色谱的固定相上有具分配作用的固定液，亲和色谱则有不同特性的配位体，由于样品溶液中各组分固定相上的分配能力和特异性亲和力的不同，实现分离。据统计，HPLC 能对占有机物总数 80% 的强极性、热稳定性差、高分子量和低挥发的化合物进行高效分离。

HPLC 与质谱仪通过接口连接，分析物在这里得以离子化，再进入质谱仪的核心——质量分析器。质谱仪通过涡轮分子泵在质量分析器中形成大约

133.322 × 10⁻⁶ Pa Torr（1.33322 ×10⁻⁴ Pa）的高真空状态，物质按照单位电荷的质量（即质荷比）得以分离。质量分析器通过设置射频功率选择质量离子，并将其转移到离子检测器计数。通过覆盖较大质荷比范围的全扫描得到的质谱图进行定性，采用选择离子监测（selected-ion monitoring，SIM）模式选择灵敏度高的离子计数，根据离子数量与物质浓度的关系进行定量分析。

三、液相色谱 – 质谱联用的特点

液相色谱 – 质谱联用技术的特点为该仪器集高灵敏度、极强的定性专属性及通用性于一体，既具备质谱的优点，又具备液相色谱的优点，因此受到广泛的重视。HPLC-MS 具有如下特点：①质谱的检测灵敏度高、检测范围广，具有多反应监测功能，既能检测单一成分，又能检测混合物，既能定性，又能定量，明显优于紫外等检测器；②分析速度快，色谱柱比一般的液相色谱短，缩短分析时间；③可获得复杂混合物中单一成分的质谱图，有利于复杂体系和内源性化合物的分离与结构鉴定；④对生物样品，HPLC-MS 的样品前处理简单，一般不需要水解或者衍生化处理，可以直接用于该仪器的分离和鉴定。

液相色谱 – 质谱联用的另外一个优点是串联质谱技术（tandem MS）。1983 年 McLafferty 等发明了串联质谱技术，现在已成功地应用在结构解析和定量分析上。串联质谱法是指质量分离的质谱检测技术，在单极质谱给出化合物的相对分子量的信息后，对准分子离子进行多级裂解，进而获得丰富的化合物碎片信息，确认目标化合物，对目标化合物定量等，有分离、结构解析同步完成的特点，能直接分析混合物组分，有高度的选择性和可靠性，其检测水平可以达到皮克级。因此，用串联质谱可解决结构解析中的许多问题，尤其是在药物代谢方面等复杂体系的研究。例如串联质谱技术可以进行多次的离子选择作用，即通过 MS¹ 选择一定质量的母离子，与气体碰撞断裂后，再经 MS² 选择一定质量的子离子，通常称之为多反应监测（multiple reaction monitoring，MRM），这样大大提高了分析的专一性，同时也改善了信噪比。若样品经过色谱柱再进入质谱仪可进一步分离杂质，减小背景干扰，从而改善信噪比。

四、液相色谱 – 质谱联用仪的应用

随着各种离子化技术的出现，液相色谱 – 质谱联用成为生物、医学等领域的主要研究工具。生物样品的样品量少，分离、分析难度大，要求检测方法灵敏度高、精确，液相色谱 – 质谱联用具备这些特点。例如药动学研究中的血

药浓度测定、代谢途径分析、代谢物鉴定等工作都属于分析含量少、干扰多的对象，要求分析方法的灵敏度高、选择性好、快速准确，液相色谱－质谱联用可满足上述要求。药动学研究面临的主要问题是测试的样品量大、分离难度大、基质干扰成分多、样品含量低，液相色谱－质谱联用技术由于其选择性强、灵敏度高，不仅可以避免复杂、烦琐、耗时的样品前处理工作，而且能分离鉴定难于辨识的痕量药物代谢产物，尤其是串联质谱的应用，通过多反应检测（MRM），可以提高分析的专一性，改善信噪比，提高灵敏度，快速方便地解决上述问题。

　　Jemal 等综述了近年来在药物研究中用 LC-MS/MS 进行高通量生物分析的发展，应用快速液相萃取、高效毛细管的 LC-MS/MS 检测多种药物在血、尿中的药物原形及其代谢产物，该法带来了快速和高灵敏度的定量生物分析。车庆明等利用 LC/MS 技术，从口服黄芩苷的人的尿液中发现并鉴定了 3 个主要代谢产物的化学结构，证明了黄芩苷苷元是主要药物代谢产物的中间体，它们在体内共存，构成黄芩苷的药效。

　　将液相色谱－质谱联用技术应用于药物及其代谢产物研究是该技术在医药领域中应用最广泛、研究论文报道最多的领域。液相质谱与串联质谱联用显示了独特的优势，将进一步在生物和医学领域发挥重要的作用。

第四节　电喷雾与 CE 联用

　　毛细管电泳仪（CE）具有分离速度快、分离效率高、样品消耗量少等特点，主要用于生物样品的分离与分析，在医药、环境、卫生等领域得到了广泛的应用。质谱方法能够提供可靠的检测信息及较高的检测灵敏度，能够提供分析样品的结构信息，具有对分析样品进行快速定性的能力。电喷雾接口的出现，使质谱与毛细管电泳在线联用成为可能，更进一步拓宽了两者的应用领域。

　　CE-MS 联用的关键在于接口的设计和制作。目前，根据质谱离子化的方式已经研究出了多种不同的接口技术。其中，成功应用于 CE-MS 接口中的离子化技术有连续流快原子轰击、离子喷雾、电喷雾、大气压化学电离、基质辅助激光解吸离子化和等离子体解吸离子化技术等。其中电喷雾电离是最常用、最成熟的技术。设计联用接口的出发点均是实现电泳出口和电喷雾共用一个电极。

　　电喷雾接口的出现使得质荷比有限的传统质谱仪可以测定分子质量为几万

至几十万的生物分子及蛋白质的分子质量。目前，CE-ESI-MS 接口主要分为两大类：鞘液接口和无鞘液接口。

一、鞘液接口技术

鞘液接口技术主要是通过改变样品的流速来起到稳定喷雾的效果，可提供更为稳定的电流，也可改变 CE 缓冲液的组成成分，从而使得检测满足 ESI 源的要求。因此，在所有的 CE-MS 接口中，鞘液接口技术是最早实现商业化的一种接口，也是最常用的一种接口。

在鞘流接口中，与质谱 ESI 离子源直接相连的是一个 3 层套管。电泳流出物从中心毛细管流出；套液从中间套管中流出，在出口处与电泳流出液混合；套气体则从最外层套管中喷出。混合后的溶液进入喷雾头，在高电场的作用下电喷雾形成带电液滴，液滴经溶剂蒸发后得到多电荷准分子离子，然后这些离子通过毛细管或小孔进入质量分析器的真空腔。在该种类型的接口设计中，鞘流接口接口装置是通过在毛细管出口端加入液体以达到产生稳定电泳及电喷雾的作用。鞘流液的引入主要有三个作用：第一，在喷雾端电极和毛细管电泳的缓冲液之间起导电作用，是 CE 中能够产生稳定的电驱动；第二，可以通过调节鞘流液的组成成分对 CE 中的背景缓冲液进行修饰，使其更利于电喷雾及质谱检测；第三，补充 CE 中产生的 EOF（电渗流），防止因为 EOF 过小而造成喷雾不稳定的情况。

最早商品化并被广泛使用的 CE-MS 接口是同轴三通的鞘流接口，装置示意图见图 4-5。该接口装置主要由一个同轴三通的金属套管组成，最里面是分离用的毛细管，中间可以通过外接纳升泵提供鞘流液，最外部通入氮气流辅助产生电喷雾。在中间的金属套管中通入电流，一方面用于电喷雾，另一方面通过鞘流液的导电性，连接 CE 管路的出口端为其提供稳定的电回路。这种设计的优势在于几乎没有死体积，不会对 CE 分离产生不利的影响，其稳定性相对较好。但是，此装置在使用过程中对鞘流液的流量要求较大，是 CE 分离流量的几十倍甚至上百倍，对样品的稀释作用较强，会降低质谱分析的灵敏度。另外，末端的鞘流液会导致样品峰的扩散，降低 CE 的分离度，也会对 CE 的峰型产生不利的影响。目前，主要通过对其内部毛细管进行削尖成锥形，或者将内部连接鞘流的金属套管设计成锥形等方法进行改进，以提高电喷雾的稳定性及喷雾效率。

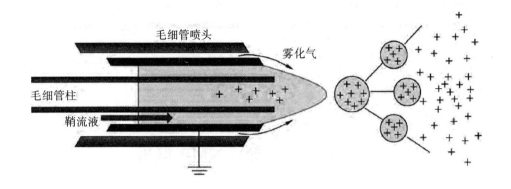

图4-5 同轴三通鞘流接口装置示意图

二、无鞘液接口技术

CE-MS 在 1987 年被研发出来时，所使用的接口是无鞘流装置，但因为其稳定性和重复性较差，很快被加入鞘流液的同轴接口所取代。由于无鞘流的接口不存在对样品的稀释作用，检测灵敏度相对较高，因此又逐渐被探索和研究，尤其是近些年来，无鞘流接口装置的研发备受关注。

CE 能够产生的 EOF（电渗流）流量较小，在不加鞘流液的情况下，存在的最主要挑战是在出口端如何加上电压使其形成稳定的电流回路进行电泳分离并提供喷雾电压。在此前提下，要尽可能的使其对 CE 分离效率以及电喷雾的稳定性产生较小的影响，并且接口装置要易于制备，耐用性好。最早使用的加电压方式是在毛细管的末端直接插入尺寸较细的金属电极，或者在毛细管末端通过机械或者侵蚀的方法制造一个小孔，插入金属电极，用于接入电压 [如图 4-6（a）]。这种方法的问题在于插入的金属电极会对流路产生阻碍，容易形成涡旋或产生气泡，影响 CE 分离的效率和稳定性。还有一种最常见的毛细管出口端加电压的方式是在其末端镀上一层导电的涂层，包括多种金属涂层如金、银、铜、镍以及非金属导电涂层如石墨等，导电涂层被涂覆在管壁的末端用于导电连接 [如图 4-6（b）]。但这种涂层涂覆方法存在的最大问题是操作较为复杂且稳定性较差，多次重复使用后涂层容易脱落，导致分离与电喷雾的不稳定，因此这种方法很少被商品化生产和使用。

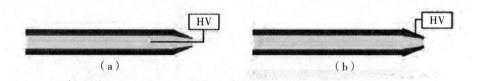

图 4-6　无鞘流接口装置原理示意图

第五节　电喷雾与 NMR 联用

液相色谱 – 质谱 – 核磁共振（LC-MS-NMR）联用技术早期发展十分缓慢，主要受制于 NMR 仪的灵敏度、溶剂峰抑制问题和 NMR 与 MS 联机系统等问题。随着 NMR 波谱仪磁场强度的提高、LC-NMR 专用探头的设计及溶剂峰抑制技术的发展，解决了动态变化、灵敏度及溶剂抑制（尤其是梯度系统）的问题，从而促进了 LC-MS-NMR 联用技术的迅速发展。目前，一些领域的研究如药物代谢研究、药动学研究、药物多组分含量测定等以 LC-MS 技术为主要分析手段，虽然它集液相色谱的高分离能力和质谱的高灵敏度于一体，但是却不能明确地鉴定一些未知的具有光学和几何异构体的化合物结构。而且，一些不易离子化的化合物 MS 响应很低，生物基质的抑制也影响化合物的离子化。在这种情况下，出现了将 LC、MS、NMR 这 3 种技术联合使用形成 LC-MS-NMR 在线系统，在药物代谢、结构鉴定等多个领域研究中发挥强有力的工具作用。

一、LC-MS-NMR 的工作原理

将样品注入高效液相色谱系统内，在高压泵的推动下，将各组分进行分离，此后柱流出液部分进入质谱仪进行 MS/MS 分析，部分经过常规的紫外（UV 或 DAD）检测器，然后可通过聚四氟乙烯导管直接或间接流入超导核磁共振仪内部，就实现了 LC-MS-NMR 的联用（见图 4-7）。实现 3 种仪器的联用主要在于探针问题：LC-MS 连接的关键在于解决高流量的液相系统和高真空的质谱检测之间的矛盾，目前随着 API 技术的成熟已得到较好的解决；LC-NMR 连接采用了改造后的专用探针，与旋转性的传统探头不同，其采用了直接固定在射频线圈上，使线圈的填充因子（filling factor）接近最佳值，这样使 NMR 探头在原则上达到最大灵敏度，测定时无须旋转。除了探头方面的改进，

随着流体匣（flow cell）的设计、溶剂峰抑制、溶剂的选择等方面的改进，LC-MS-NMR 在线联机得以实现。

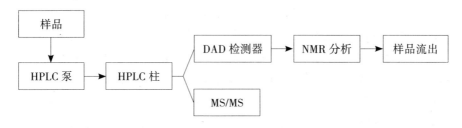

图 4-7　LC-MS-NMR 工作原理示意图

二、LC-MS-NMR 技术面临的主要问题与解决方法

1. 流体匣的设计

LC-NMR 内部的核心探测系统是一个 U 形的流体匣，这是专门为 LC-NMR 设计的探头装置。流出紫外检测器的组分通过聚四氟乙烯的毛细导管直接流入流体匣内，流体匣中有一鼓起的部分，为流体匣的测量部位，其直径为 2 ~ 4 mm，体积为 60 ~ 250 μL。检测线圈（detection coil）则直接围绕在该测量部位的外围，这样可以得到最佳的填充系数（filling factor，$\Phi = V_s / V_c$，V_s 和 V_c 分别代表样品和 NMR 线圈的体积），使样品与线圈之间作用最紧密，大大提高了灵敏度。

2. 溶剂峰抑制

在双相或多相的 LC 流动相中常常包含 H_2O/CH_3OH、H_2O/CH_3CN 等多种体系，这些洗脱液都是含有 H 的溶剂，这些溶剂产生的 H-NMR 信号高于样品 1 万倍以上，任何化合物的 H-NMR 信号都被淹没在溶剂峰中，这对实验结果会产生严重干扰，尤其是在梯度洗脱时溶剂峰位置变化较大。采用氘代试剂可以避免上述问题，但氘代试剂价格比较昂贵，难于在液相系统广泛使用；采用无机缓冲盐（溶于 D_2O 中）也可以排除溶剂峰的干扰，但其不适用于 ESI-MS 电离源质谱中。目前，新出现的脉冲序列技术可以很好地解决溶剂峰抑制的问题，如预饱和技术（NOSEY Pre-saturation）、化学位移选择饱和法（chemical shift-selecting saturation，CHESS）等。常用的 WET 易造成浓度低的化合物的峰丢失，或造成 2D 图谱消失等情况，实际应用中常用复合洗脱剂（一种试剂氘代，一种非氘代）进行洗脱，一般使用的氘代试剂为 D_2O，其价格比较便宜。在固相萃取（SPE）技术逐渐成熟的情况下，出现了 LC-SPE-NMR-MS 联机应用，经过固相萃取后的溶液再进行氘代，而在分离过程使用普通溶剂，大量降低了氘代试剂的使用。近年来随着毛细管 HPLC 的发展，溶剂的消耗量大幅度降低，实验中完全使用氘代试剂成为可能，无须进行溶剂峰抑制。

　　3.NMR 探针的改进及灵敏度的提高

　　流动液槽探针是影响 NMR 灵敏度的主要方面，现今核磁光谱仪除流体匣和检测线圈性能提高外，出现了多种新型探头，如冷冻探针、螺线管探针等。冷冻探针的原理为把电子元件降为 -20 K 低温而样品处于室温状态，此时电子噪声显著减弱，其可将灵敏度提高 3 ~ 4 倍。Spraul 采用 LC-MS-NMR 系统研究了对乙酰氨基酚在大鼠尿中的代谢物，实验发现低温探针比普通探针灵敏度增加了 3 倍左右；螺线管探针不仅提高了 NMR 系统的灵敏度，还可以提供被测物耦合常数信息，增强了 NMR 分析能力。又如新出现的 ^{13}C 流动探针可以降低 ^{1}H/^{1}H 耦合，使得机器固定频率稳定，可在连续流动模式下得到 ^{13}C–NMR 光谱数据，而 ^{13}C–NMR 对结构鉴定同样具有重要意义。

三、LC-MS-NMR 的联机方式和工作模式

　　1.LC-MS-NMR 的联机方式

　　LC-MS-NMR 系统分为并联和串联两种模式。并联模式将 LC 洗脱液体积分为约 20∶1，大部分直接进入 NMR 流动液槽探针，剩余少量进入 MS 离子源接口。大流量进入 NMR 系统满足 NMR 的检测灵敏度要求，小流量进入 MS 系统解决了 MS 离子源（尤其是 ESI/MS）的流量要求，也可避免 LC-MS 接口处产生的负压损坏 NMR 探针，为目前常用的联机方式；串联模式则使样品先经 NMR 分析后通过一个分流装置，再进入 MS 检测。控制了进入 MS 的流量，同样避免了 MS 接口处产生负压威胁 NMR 探针。该模式所需时间长，增大了样品峰扩散和保留时间漂移的可能性。其优点在于可以单独进行 MS 检测而不影响 NMR 系统，且仪器较为简单。安装仪器时，检测器都应位于距 NMR 探针磁场区域 5 个高斯线之外，因为高磁场会大大减弱各种检测器的响应和灵敏度，尤其是 MS 检测器。

　　2.LC-MS-NMR 的工作模式

　　LC-MS-NMR 系统主要有两种工作模式：连续流动模式（on-flow）和停止流动（stop-flow）模式。

　　连续流动模式是让 LC 洗脱液以一定速率连续进入 NMR 流动液槽探针，获得一系列连续的 NMR 数据。通常采用的流速较低，从而能有较长时间进行

检测。由于连续检测的缘故，检测物连续变化，因此要求样品组分有较高的响应，通常只能得到丰度较高的 ^{1}H-NMR，^{19}F-NMR 的 1D 图谱，而无法测定 2D-NMR 图谱，且在梯度洗脱过程中，由于流动相组成的不断变化导致 ^{1}H 位置的不断变化而增加了检测难度，限制了这种模式的应用。

在停流模式中又分为直接停留和循环储存模式：直接停留模式适用于样品峰较密集或分离度较小的情况，选择在样品峰峰值附近停流，可使色谱峰最高点进入 NMR 流动液槽中心位置进行采样检测。但该模式使用时可能因洗脱液停流而造成色谱峰扩散和响应减弱，以及高浓度物质残留引起的记忆效应，且分析时间较长；而循环储存模式将分离后的色谱峰储存在毛细管回路中，在连续的时间点取样并分别储存在分隔的毛细管中，从而可对各个色谱峰按任意顺序进行检测。这种技术可在 10 ~ 30 s 的短时间间隔内在每个时间点收集 NMR 数据，并进行峰纯度检查，Mistry 等就采用这种模式研究了氟替卡松丙酸盐在合成过程中可能产生的杂质。但长时间储存易导致样品的结构变化和异构化，影响结果准确性。此外，人为进行分点取样易造成微量的重要化合物遗失也是这种技术的主要缺点之一。

目前，最常用的 LC-MS-NMR 的工作模式为停流检测模式，虽然理论上连续检测模式采样最为科学，分析时间短且在线进行结果偏差小，但其仅适合组分含量高或响应值高的情况，而停留模式在高分辨 NMR 中能够得到化合物的二维核磁图谱（2D 谱），如 WET-TOSCY、WET-COSY、WET-NOESY 等，使 NMR 的灵敏度和分析能力得到最大应用。

第五章　电喷雾质谱分析在中药成分
分析中的应用

第一节　皂苷类化合物的电喷雾质谱分析

　　皂苷由苷元和糖链（包括糖和糖醛酸）组成。组成皂苷的糖链中常见的单糖有葡萄糖、半乳糖、鼠李糖、阿拉伯糖及木糖等。常见的糖醛酸有葡萄糖醛酸、半乳糖醛酸等。皂苷按苷元结构可分为两大类：甾体皂苷和三萜皂苷。作为中药中分布最广的一大类活性成分，皂苷类化合物的结构鉴定一直是中药化学的难点之一。因此建立针对这类中药成分的分析方法十分必要。

　　质谱在皂苷类化合物的结构分析中发挥了重要的作用。由于皂苷极性较大，在早期研究中，需要对其进行衍生化才能用于电子轰击质谱分析。解吸化学电离质谱（DCI-MS）、场解吸（FD）和快原子轰击（FAB）质谱也被用于分析天然皂苷分子质量信息和糖苷键序列信息。20 世纪 90 年代，基质辅助激光解吸电离质谱及电喷雾电离质谱被用于皂苷类化合物的分析。与其他类型的电离方式相比，电喷雾电离质谱用于皂苷检测时具有更高的灵敏度和可重现性。此外，ESI 多级串联质谱所得到的结构信息在化合物定性分析中也具有很大的优势。

一、三萜皂苷类化合物的质谱特征

（一）三萜皂苷类化合物的结构特征

　　三萜皂苷在自然界的分布比较广泛，种类也较多。这类化合物是由 6 个异戊二烯单位、30 个碳原子构成。皂苷元大多数为五环三萜和四环三萜，常见的类型有达玛烷型、羊毛脂甾烷型、齐墩果烷型和乌索烷型。

　　主要的四环三萜皂苷的结构如图 5-1 所示。

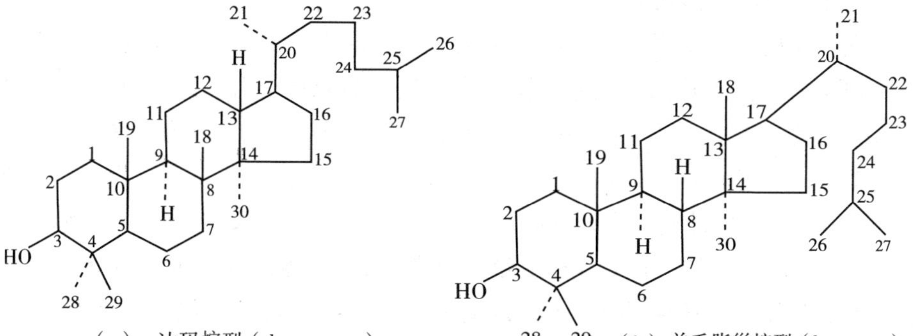

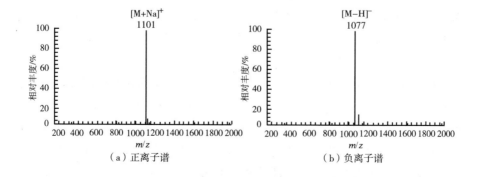

（a）　达玛烷型（dammarane）　　　　（b）羊毛脂甾烷型（lanostane）

图 5-1　主要的四环三萜皂苷的结构图

（二）人参皂苷的电喷雾质谱特征

利用电喷雾多级串联质谱、液相色谱 / 质谱联用技术可对人参皂苷单体、混合物进行质谱断裂规律的研究，并可考察金属离子等因素在其中的作用。

1.人参皂苷的正、负离子模式下的一级质谱

在正离子谱中，人参皂苷类化合物均以准分子离子 $[M+Na]^+$ 的形式存在。如图 5-2（a）所示，丰度最高的 m/z 1101 离子即为 $[M+Na]^+$，因此人参皂苷（Rb_2）的分子质量为 1078 Da。在负离子谱中，人参皂苷以准分子离子 $[M-H]^-$ 的形式存在。如图 5-2（b）所示，基峰离子（m/z 1077）是人参皂苷 Rb_2 的 $[M-H]^-$，它与 m/z 1101 离子的分子质量差正好为 24 Da。由此可见，由于电喷雾质谱是一种软电离质谱技术，在一级质谱条件下，被分析化合物主要产生准分子离子峰，很少产生碎片离子，有利于分子质量的确认。

图 5-2　人参皂苷 Rb_2 的电喷雾质谱

　　2.正、负离子模式下的串联质谱特征

　　在一定的碰撞能量下，人参皂苷的 [M+Na]$^+$ 和 [M−H]$^-$ 可以进一步碎裂，提供相应的结构碎片离子信息。由于人参皂苷为双链皂苷，定义苷元 C−3 或 C−6 位所连的糖链为 β 链，而 C−20 位所连的糖链为 α 链。为了区分碎片离子的类型，采用 Costello 等命名的糖类碎片离子规则，如图 5−3 所示。对于糖苷键裂解产生的碎片离子，若电荷保留在皂苷元一侧，定义为 Y 型和 Z 型离子；若电荷保留在另一侧，定义为 B 型和 C 型离子。对于糖基开环而产生的开环离子，若电荷保留在还原端的一侧，定义为 X 型离子；若电荷保留在非还原端，定义为 A 型离子。断裂的糖基键以逆时针方向标号为 0 ~ 5 键。

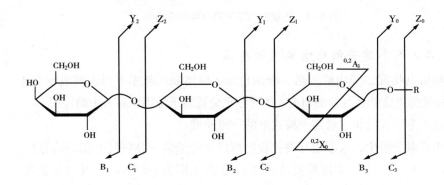

图 5−3　皂苷碎片离子命名方式（R 代表皂苷单元）

　　（1）负离子模式下的串联质谱。

　　皂苷的负离子多级串联质谱能够提供皂苷元的类型、糖基的种类和连接顺序的信息。在低能 CID 条件下，[M−H]$^-$ 碎裂会产生一系列由糖苷键断裂而生成的 Y 型和 Z 型离子。图 5−4 给出了人参皂苷 Rb$_2$ 的 [M−H]$^-$（m/z 1077）的多级串联质谱图。在图 5−3 中，m/z 1077 离子竞争丢失 1 个戊糖基（132Da）和 1 个己糖基（162Da），分别生成 Y$_{1\alpha}$（m/z 945）和 Y$_{1\beta}$（m/z 915）离子。表明在人参皂苷 Rb$_2$ 中含有 2 个末端糖基。在生成 Y 型离子的同时，还伴有弱的 Z 型离子生成，即 Z$_{1\alpha}$（m/z 927）和 Z$_{1\beta}$（m/z 897）离子。m/z 783 离子是 m/z 1077 离子失去 2 个糖基（1 个戊糖基和 1 个己糖基）而生成的。m/z 621 离子是 m/z 1077 离子失去 3 个糖基（1 个戊糖基和 2 个己糖基）而生成的。在低质量区，m/z 1077 离子脱去全部糖基，生成弱的 m/z 459 离子。m/z 459 离子是人参二醇皂苷元的特征离子。m/z 1077 离子与 m/z 459 离子的分子质量差为 618 Da，恰好为 3 个己糖基（162 Da）和 1 个戊糖基（132 Da）之和的质量数。

上述结果表明，人参皂苷 Rb$_2$ 的皂苷元类型为人参二醇型（460 Da），糖链中含有 4 个糖基（3 个己糖基和 1 个戊糖基），其中 1 个戊糖基和 1 个己糖基分别位于糖链的末端。

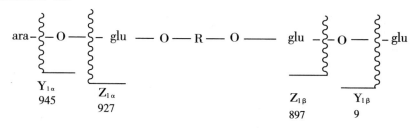

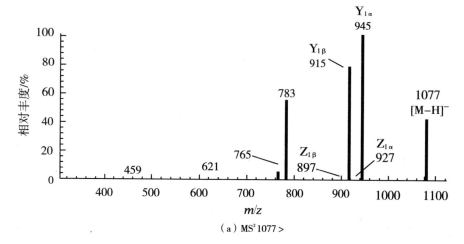

（a）MS^2 1077 >

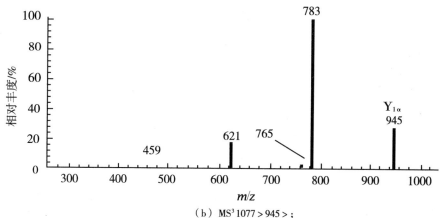

（b）MS^3 1077 > 945 > ；

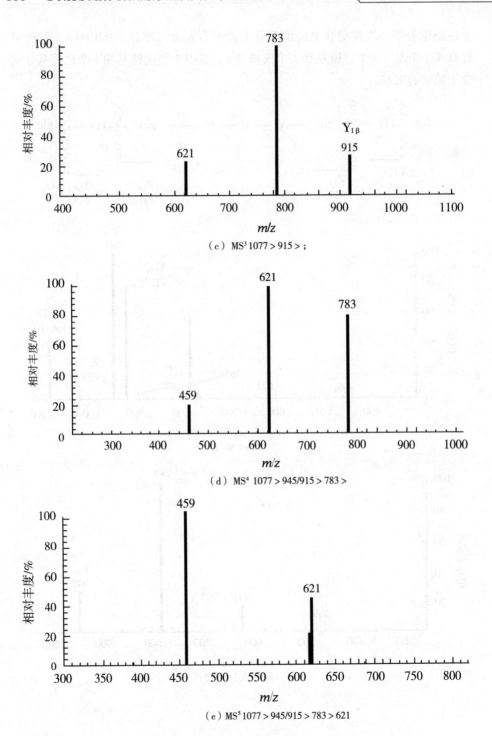

（c）MS³ 1077 > 915 > ;

（d）MS⁴ 1077 > 945/915 > 783 >

（e）MS⁵ 1077 > 945/915 > 783 > 621

图 5-4　人参皂苷 Rb₂ 的 [M-H]⁻（m/z 1077）的 ESI-MSⁿ 谱图

图 5-4（b）中，$Y_{1\alpha}$（m/z 945）离子分别丢失一个己糖基（162 Da）生成 m/z 783 离子，丢失两个己糖基（324 Da）生成 m/z 621 离子。m/z 459 碎片离子是人参二醇型皂苷元的 [M-H]$^-$。类似地，$Y_{1\beta}$（m/z 915）离子先后丢失一个戊糖基和一个由戊糖基与己糖基组成的二糖基，生成 m/z 783 离子和 m/z 621 离子[图 5-4（c）]。生成的 m/z 783 离子进一步碎裂，先后丢失所连的糖基，直到生成皂苷元的 [M-H]$^-$（m/z 459）[图 5-4（d）、图 5-4（e）]。一系列 Y 型碎片离子的生成证实了上述的推测。

对其他的人参皂苷进行类似分析，表明 [M-H]$^-$ 产生一系列的 Y 型和 Z 型碎片离子，碎裂过程一直持续到皂苷元的 [M-H]$^-$ 为止。这些离子不仅能提供人参皂苷元的类型，还能提供糖基的种类和连接顺序的信息。

从以上的分析可以看出，人参皂苷的 [M-H]$^-$ 只发生糖苷键的断裂，且电荷均保留在皂苷元的一侧，生成 Y 型和 Z 型离子。人参皂苷的串联质谱图中没有观察到 B 型、C 型离子和开环离子。这种现象与皂苷元的结构密切相关，在人参皂苷中，糖链与苷元是以醚键的形式相连接的，在负离子谱中，糖苷键断裂时电荷强烈保留在皂苷元的一侧，没有电荷竞争反应发生。因此，根据碎片离子的类型，可以方便地推测糖链中糖基的种类及连接顺序。

（2）正离子模式下的串联质谱。

皂苷的正离子多级串联谱能够提供糖基的组成及连接位点的信息。图 5-5 是在正离子电喷雾多级串联质谱中人参皂苷 Rb_2 的主要裂解途径。Rb_2 的分子质量为 1078 Da，其 [M+Na]$^+$ m/z 为 1101。图 5-5 中 $Z_{0\alpha}$（m/z 789）离子与 [M+Na]$^+$（m/z 1101）的质量差为 312 Da，表明 [M+Na]$^+$ 丢失一个由戊糖基和己糖基组成的二糖基。$C_{2\alpha}$（m/z 335）离子为二糖的钠加合离子。很显然，$C_{2\alpha}$（m/z 335）离子与 $Z_{0\alpha}$（m/z 789）离子是一对互补离子。从人参皂苷 Rb_2 结构上看，[M+Na]$^+$ 首先脱去 C-20 位连接的糖链，生成 $Z_{0\alpha}$（m/z 789）离子。$Z_{0\alpha}$（m/z 789）离子进一步丢失一个末端的己糖基生成 m/z 627 离子，同时生成丰度最高的 $C_{2\beta}$（m/z 365）离子。与 $C_{2\alpha}$（m/z 335）离子类似，$C_{2\beta}$（m/z 365）离子是由两个己糖基组成的二糖分子的钠加合离子。

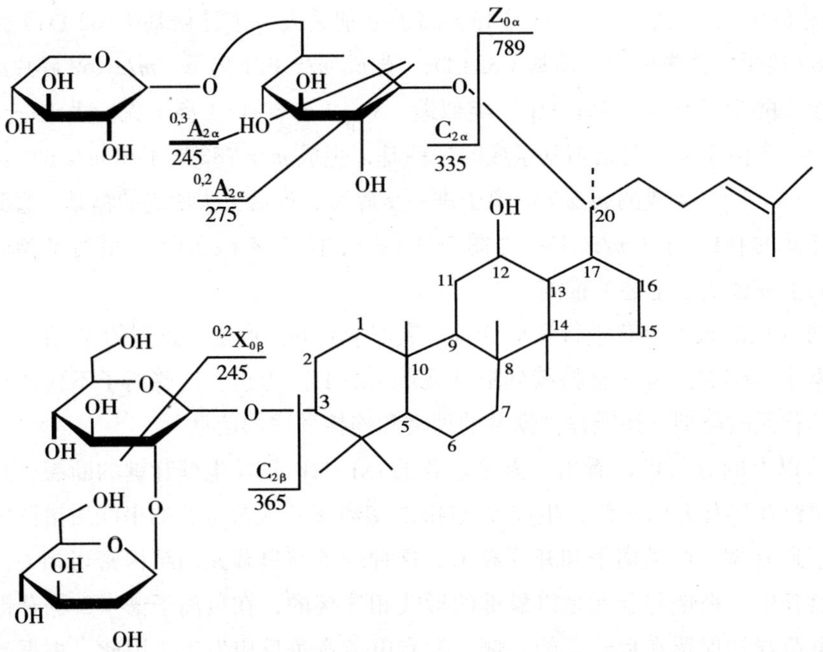

图 5-5 人参皂苷的结构式及其正离子谱中的主要裂解途径

将生成的 $C_{2\alpha}$（m/z 335）离子和 $C_{2\beta}$（m/z 365）离子分别进行 CID 实验。$C_{2\alpha}$（m/z 335）离子丢失 132 Da 基团生成 m/z 203 离子，说明戊糖基位于糖链的末端，而且 m/z 203 离子为己糖的钠加合离子。这进一步说明，C-20 位连接的糖链是由戊糖基和己糖基组成，且戊糖基位于末端。此外还观察到强的开环离子 $^{0,2}A_{2\alpha}$（m/z 275）和 $^{0,3}A_{2\alpha}$（m/z 245），表明此二糖基为 1，6 位连接。类似地，组成 $C_{2\beta}$（m/z 365）离子的两个己糖基为 1，2 位连接。

由此可见，正离子谱的串联质谱数据比负离子谱复杂，[M+Na]$^+$ 不仅能产生 Y 和 C 型离子而且还能生成开环离子。丰富的碎片离子不仅能提供糖链的组成，还能提供糖基之间连接位点的信息。与正离子谱相比，负离子谱尽管不能提供糖基位点的连接方式，但是谱图的解析相对直观。

3.碱金属离子与皂苷加合离子的质谱特征

研究结果表明，所有的碱金属离子都能与皂苷分子形成加合离子。其中 Cs$^+$ 和 Rb$^+$ 虽然能有加合离子形成，但是所形成的加合离子几乎不产生碎片离子，因此下面只讨论在 ESI 质谱条件下，4 种金属离子（Li$^+$、Na$^+$、K$^+$、Ag$^+$）对人参皂苷类化合物碎裂规律的影响。在这部分，以人参皂苷化合物 Rb$_1$ 和 Rb$_2$ 作为模型化合物来探讨金属离子在其结构测定中的作用规律。 人参皂苷 Rb$_2$ 的结构上面已经提到（图5-5），人参皂苷Rb₁的结构式如图5-6所示，分子质量为1108 Da。

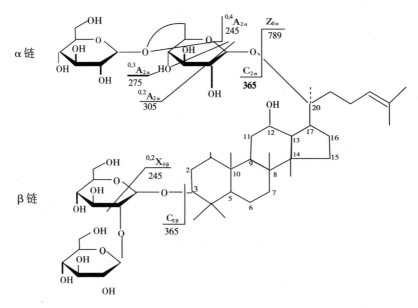

图5-6　人参皂苷Rb₁的结构式及其在正离子谱中的主要裂解途径

（1）[M+Na]⁺。

尽管溶液中未加入NaCl溶液，但在一级谱中，人参皂苷均以[M+Na]⁺形式存在。Na⁺可能是在样品处理过程中引入的，尽管浓度非常低，但由于它与皂苷有着非常强的亲和作用，因此谱图中观察到丰度最高的[M+Na]⁺。

图5-7（a）为人参皂苷Rb₁的[M+Na]⁺（m/z 1131）的二级质谱图。m/z 1131离子失去342 Da基团生成了最强的$Z_{0\alpha}$（m/z 789）离子碎片。二者的质量数之差（342 Da）恰好为两个己糖基质量数之和。同时谱图中还观察到m/z 365离子。从质量数上看，该离子为Na⁺加合的两个己糖基。很显然，$Z_{0\alpha}$（m/z 789）离子和m/z 365离子为一对互补离子。从人参皂苷Rb₁的结构来看，丢失两个己糖基有三种可能：或者失去C-3位所连的糖链，或者失去C-20位所连的糖链，或者是分别丢失C-3位与C-20位所连糖链的末端糖基。

为进一步研究[M+Na]⁺的碎裂方式，对生成的碎片离子分别进行CID实验。在图5-7（b）中$Z_{0\alpha}$（m/z 789）离子又产生了一个m/z 365的碎片离子。二者的质量数之差为424 Da，恰好是脱去两个水分子的人参二醇型皂苷元的质量数，这表明了皂苷元的类型。

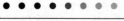

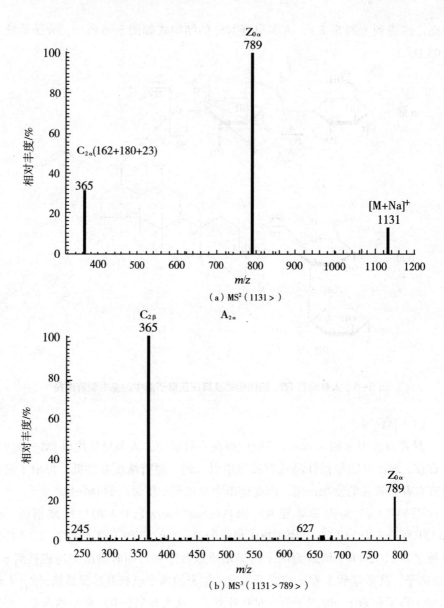

（a）MS² (1131 >)

（b）MS³ (1131 > 789 >)

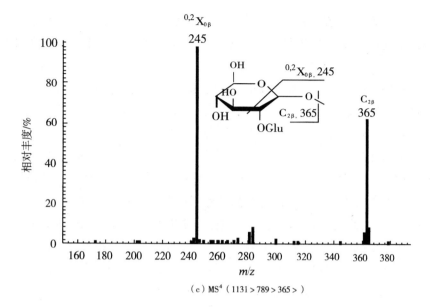

（c）MS⁴（1131 > 789 > 365 > ）

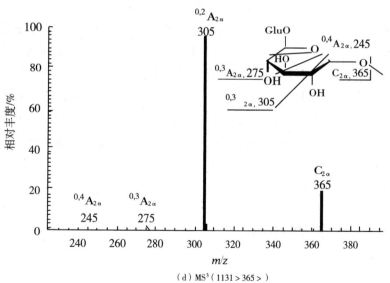

（d）MS³（1131 > 365 > ）

图 5-7　人参皂苷 Rb_1 的 $[M+Na]^+$ 的 ESI-MS^n 谱图

　　将两个 m/z 365 离子分别进行串联质谱研究。图 5-7（c）显示了由 $Z_{0\alpha}$
（ m/z 789）离子所产生的 m/z 365 离子的串联质谱图。它丢失一个己糖基生
成了 m/z 203 碎片离子，即己糖基的钠加合离子。这进一步说明 m/z 365 离
子是由两个己糖基所组成。值得注意的是，谱图中还出现了一个非常重要的
m/z 245 碎片离子，这是由己糖基的 0，2 键开环，丢失一个 $C_4H_8O_4$ 基团所

生成的 $^{0,2}X$ 离子。 在开环反应过程中，首先是还原端糖环开裂，糖基 C-3 位所连羟基的质子发生 H 重排反应，经过麦氏重排反应，该 H 原子转移到 C-1 位的氢原子上，C-2 与 C-3 之间发生断键，形成 $^{0,2}X$（m/z 245）离子。这种碎裂方式提示这两个己糖基是以 1，2 位连接，此 m/z 365 离子即为 $C_{2\beta}$ 离子。

图 5-7（d）是由 $[M+Na]^+$（m/z 1131）直接产生的 m/z 365 离子的 CID 谱。这两个 m/z 365 离子的 CID 谱有明显的不同。在图 5-7（d）中，m/z 365 离子产生了一系列开环离子，电荷保留在非还原端，形成 m/z 335、m/z 305（$^{0,2}A_{\alpha}$）、m/z 275（$^{0,3}A_{\alpha}$）和 m/z 245（$^{0,4}A_{\alpha}$）的 A 型离子。其碎裂机理为 C-3 位所连氢原子发生了麦氏重排反应，但电荷强烈地保留在非还原端生成 $^{0,2}A_{\alpha}$ 离子；C-5 位所连 -OH 上的氢原子又发生了一个麦氏重排反应，生成了 $^{0,4}A_{\alpha}$ 离子；$^{0,3}A_{\alpha}$ 碎片离子是由 C-5 位所连 -OH 上的氢原子直接发生了 H 重排反应，转移到 C-1 位所连 O 上，发生了己糖基的 0，3 键断裂，生成 $^{0,3}A_{\alpha}$ 碎片离子。这表明两个糖基是 1，6 位连接的，此 m/z 365 离子即为 $C_{2\alpha}$ 离子。

由以上分析可知，根据人参皂苷 Rb$_1$ 的 $[M+Na]^+$ 的裂解产生的碎片离子，可以推测出它的皂苷元为人参二醇型，分子中含有两个糖链，每个糖链都是由两个己糖基组成，其中一个是 1，6 位连接，而另一个是 1，2 位连接。从人参皂苷 Rb$_1$ 的结构可以看出，Na$^+$ 的加合离子优先丢失 C-20 位所连的糖链，而后丢失 C-3 位所连的糖链。这可能是由于位于 C-20 位的叔碳原子要比位于 C-3 位的仲碳原子活泼，因此导致 C-20 位糖链易于丢失。这种现象类似于人参皂苷在溶液中的性质，即在溶液中，人参皂苷在 C-20 位糖链的水解速度远远强于 C-3 位糖链的水解速度。

两种人参皂苷 $[M+Na]^+$ 的多级串联质谱数据列于表 5-1 中。

表5-1　人参皂苷Rb$_1$和Rb$_2$的[M+Na]$^+$的ESI-MS^{n}数据

母离子	碎片离子
$[M_{Rb1}+Na]^+$	$1131 \xrightarrow{MS^2} 789(Z_{0e}) \xrightarrow{MS^3} 365(C_{2\beta}) \xrightarrow{MS^4} 245(^{0,2}X_{0\beta})$ $\xrightarrow{MS^3} 627(Y_{1\beta})$ $\xrightarrow{MS^2} 365(C_{2a}) \xrightarrow{MS^3} 305(^{0,2}A_{2a}) + 275(^{0,3}A_{2a}) + 245(^{0,4}A_{2a})$

续表 5-1

$[M_{Rb2}+Na]^+$	$1101 \xrightarrow{MS^2} 789(Z_{0e}) \xrightarrow{MS^3} 365(C_{2\beta}) \xrightarrow{MS^4} 245(^{0,2}X_{0\beta})$ $\xrightarrow{MS^3} 627(Y_{1\beta})$ $\xrightarrow{MS^2} 335(C_{2a}) \xrightarrow{MS^3} 275(^{0,2}A_{2a}) + 245(^{0,3}A_{2a}) + 215(^{0,4}A_{2a})$

（2）$[M+Li]^+$。

在皂苷溶液中添加适量的 LiCl 溶液，皂苷的 $[M+Li]^+$ 会取代 $[M+Na]^+$，成为主要的加合离子。与图 5-7 相比，加入 LiCl 溶液后人参皂苷 Rb_1 的 $[M+Li]^+$（m/z 1115）的丰度明显地增强（图 5-8）。对其 $[M+Li]^+$ 进行多级串联质谱分析 [图 5-8（b）~图 5-8（j）]。二级串联质谱中 [图 5-8（b）] 的碎片离子与图 5-7（a）相比偏移了 16 Da，恰好是 Na^+ 与 Li^+ 之差。说明二级谱中，$[M+Na]^+$ 和 $[M+Li]^+$ 有着相似的碎裂方式。Z_{0a}（m/z 773）离子和 C_{2a}（m/z 349）离子也是由糖苷键断裂而产生的一对互补离子 [图 5-8（b）]。图 5-8（d）中，m/z 611 离子发生裂解，产生了由于糖苷键断裂所产生的 $Y_{0\beta}$（m/z 449）和 $Z_{0\beta}$（m/z 431）离子。同时还产生了糖基开环离子 $^{0,2}A_{2\beta}$（m/z 521）离子和 $^{0,3}A_{2\beta}$（m/z 491）离子。这可能是 Li^+ 离子的引入，活化了离子，导致更多的碎片离子的产生。$C_{2\beta}$ 离子也发生 $^{0,2}X_{2\beta}$ 断裂，丢失 120 Da 基团。生成的 $^{0,2}X_{2\beta}$ 离子进一步碎裂，生成了非还原端糖基的 Li^+ 离子加合物 [图 5-8（f）]。C_{2a}（m/z 349）离子在糖苷键断裂的同时，也产生了 $^{0,2}A_{2a}$（m/z 289）、$^{0,3}A_{2a}$（m/z 259）和 $^{0,4}A_{2a}$（m/z 229）碎片离子。由于这些开环离子的丰度足够强，可以得到它们进一步碎裂的串联质谱图。在图 5-8（h）中 $^{0,2}A_{2a}$ 离子生成了 $^{0,3}A_{2a}$ 和 $^{0,4}A_{2a}$ 离子；在图 5-8（i）中，$^{0,3}A_{2a}$ 离子又产生了 $^{0,4}A_{2a}$ 离子。在开环断裂时，都伴随有糖苷键的断裂。

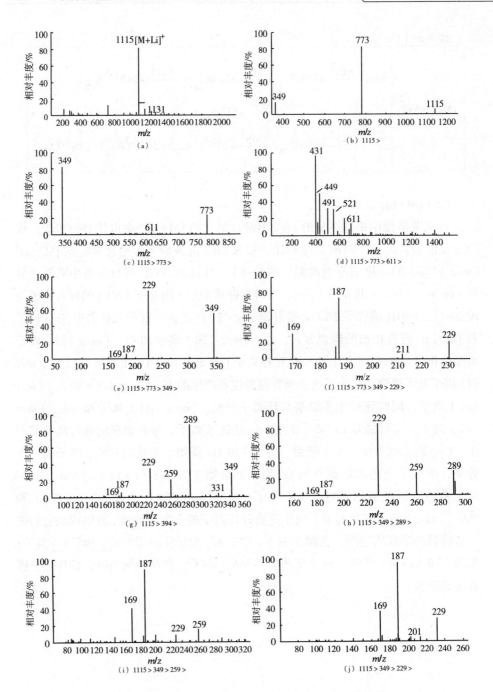

图 5-8　人参皂苷 Rb_1 的 $[M+Li]^+$ 离子的 ESI-MS^n 谱图

在人参皂苷 Rb$_2$ 的 [M+Li]$^+$ 碎裂过程中，也出现了碎片离子丰度增加的现象，Li$^+$ 的引入使得开环离子反应易于观测，稳定的开环离子提供了详尽的结构信息（表 5-2）。

表5-2　人参皂苷Rb$_1$和Rb$_2$的[M+Li]$^+$的ESI-MS^{n}数据

母离子	碎片离子
$[M_{Rb1}+Li]^+$	$1115 \xrightarrow{MS^2} 773(Z_{0a}) \xrightarrow{MS^3} 349(C_{2\beta}) \xrightarrow{MS^4} 229(^{0,2}X_{0\beta}) \xrightarrow{MS^5} 187(C_{2\beta})+169(B_{2\beta})$ $\xrightarrow{MS^3} 611(Y_{1\beta}) \xrightarrow{MS^4} 593(-H_2O)+449(Y_{0\beta})+431(Z_{0\beta})$ $+521(^{0,2}A_{2\beta})+491(^{0,2}A_{2\beta})$ $\xrightarrow{MS^2} 349(C_{2a}) \xrightarrow{MS^3} 289(^{0,2}A_{1a}) \xrightarrow{MS^4} 259(^{0,3}A_{2a}) \xrightarrow{MS^5} 229(^{0,4}A_{2a})+187(C_{2a})+169(B_{2a})$ $\xrightarrow{MS^3} 259(^{0,3}A_{2a}) \xrightarrow{MS^4} 229(^{0,4}A_{2a}) \xrightarrow{MS^5} 187(C_{2a})+169(B_{2a})$ $\xrightarrow{MS^3} 229(^{0,3}A_{2a}) \xrightarrow{MS^4} 187(C_{2a})+169(B_{2a})$ $\xrightarrow{MS^3} 187(C_{2a})$ $\xrightarrow{MS^3} 169(B_{2a})$
$[M_{Rb2}+Li]^+$	$1085 \xrightarrow{MS^2} 773(Z_{0a}) \xrightarrow{MS^3} 349(C_{2\beta}) \xrightarrow{MS^4} 229(^{0,2}X_{0\beta}) \xrightarrow{MS^5} 187(C_{2\beta})+169(B_{2\beta})$ $\xrightarrow{MS^3} 611(Y_{1\beta}) \xrightarrow{MS^4} 593(-H_2O)+449(Y_{0\beta})+431(Z_{0\beta})$ $+521(^{0,2}A_{2\beta})+491(^{0,2}A_{2\beta})$ $\xrightarrow{MS^2} 333 \xrightarrow{MS^3} 273(^{0,2}A_{2a}) \xrightarrow{MS^4} 243(^{0,3}A_{2a}) \xrightarrow{MS^5} 213(^{0,4}A_{2a})+187(C_{2a})+169(B_{2a})$ $\xrightarrow{MS^3} 243(^{0,3}A_{2a}) \xrightarrow{MS^4} 213(^{0,4}A_{2a}) \xrightarrow{MS^5} 187(C_{2a})+169(B_{2a})$ $\xrightarrow{MS^3} 213(^{0,4}A_{2a}) \xrightarrow{MS^4} 187(C_{2a})+169(B_{2a})$ $\xrightarrow{MS^3} 187(C_{2a})$ $\xrightarrow{MS^3} 169(B_{2a})$

（3）[M+K]$^+$。

将KCl溶液加入样品溶液中，产生强的 [M+K]$^+$。但是与 [M+Na]$^+$ 和 [M+Li]$^+$ 碎裂相比，[M+K]$^+$ 进一步裂解所产生的碎片离子的数目及丰度都明显降低。K$^+$ 与糖链的加合离子峰非常弱，以至于无法得到它们的串联质谱图。

表 5-3 中列出了人参皂苷 Rb_1 和 Rb_2 的 $[M+K]^+$ 的串联质谱数据。

表5-3 人参皂苷Rb_1和Rb_2的$[M+K]^+$的ESI-MS^{2}数据

母离子	碎片离子
$1147[M_{Rb1}+K]^+$	985（$Z_{2\alpha}$） 805（$Z_{0\alpha}$） 381（$C_{0\alpha}$）
$1117[M_{Rb2}+K]^+$	985（$Z_{2\alpha}$） 805（$Z_{0\alpha}$） 351（$C_{0\alpha}$）

（4）$[M+Ag]^+$。

当 Ag^+ 加入样品溶液中，可观察到丰度非常强的 $[M+Ag]^+$。其离子丰度比 $[M+Na]^+$ 增加了一个数量级。$[M+Ag]^+$ 进一步碎裂主要是发生糖苷键的断裂，没有观察到开环离子。

研究结果表明，金属离子与氧原子之间的相互作用与金属离子的种类和皂苷的结构密切相关。尽管无法得到金属离子与皂苷的亲和势，但可以利用皂苷糖链中葡萄糖与它们的亲和势进行探讨。钠与葡萄糖的亲和势为 160 kJ/mol，而锂与葡萄糖的亲和势为 250 kJ/mol，当形成金属离子加合物时，与 $[M+Na]^+$ 相比较，更多的能量以内能的形式沉积在 $[M+Li]^+$ 上，$[M+Li]^+$ 的内能较 $[M+Na]^+$ 高，因而 $[M+Li]^+$ 能够产生比 $[M+Na]^+$ 更多的碎片离子，包括需要较多能量的开环断裂离子，这些离子可以与 $[M+Na]^+$ 产生的特征结构碎片离子互补。类似地，$[M+Na]^+$ 能够产生较 $[M+K]^+$ 多的特征碎片离子。一般来讲，$[M+Na]^+$ 经过多级串联质谱，能够给出比较合理的碎裂规律，提供包括糖链及连接位点的结构信息。而 $[M+K]^+$ 的碎裂反应程度显著降低，只能观察到非常有限的开环离子。对于 Cs^+ 和 Rb^+，几乎观察不到碎片离子。而对于 $[M+Ag]^+$ 主要是远电荷碎裂而产生的，因此仅观测到糖苷键的断裂所产生的碎片离子。

二、甾体皂苷类化合物的质谱特征

（一）甾体皂苷类化合物的结构特征

甾体皂苷元是由 27 个碳原子组成，其基本碳架称为螺旋甾烷及其异构体异螺旋甾烷，具有以下通式。

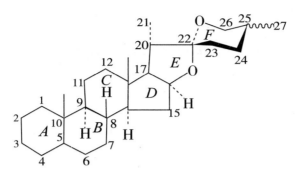

甾体皂苷结构通式
螺甾烷醇（spirostanols）:27位碳（甲基）直立键于F环
异螺甾烷醇（isospirostanols）:27位碳（甲基）平状键于F环
呋螺甾烷醇（furostanols）:E环环醚结构断裂

　　甾体皂苷的苷元可分为三大类型；即螺甾烷醇型（spirostane）、呋甾烷醇型（furostane）和其他类型。绝大多数甾体皂苷的苷元属螺甾烷醇型，呋甾烷醇型皂苷一般被认为螺甾烷醇皂苷的生源前体。除以上两类外，由甾体骨架衍生的其他皂苷均可归入其他类型。

　　甾体皂苷中所含糖类以 D- 葡萄糖、D- 半乳糖、D- 木糖、L- 鼠李糖和 L- 阿拉伯糖为主，其中木糖和鼠李糖多处于链端。此外，在夫糖和加拿大麻糖中也可见到甾体皂苷。糖链一般多在苷元的 C-3 羟基上，但在其他位置上也可见到。

（二）蒺藜皂苷物的电喷雾质谱特征

1.正、负离子模式下的一级质谱

　　甾体皂苷是蒺藜中最重要的活性物质之一。目前已从蒺藜中分离和鉴定出20 多种的甾体皂苷单体，其苷元可分为两大类型，即螺甾烷醇型和呋甾烷醇型。蒺藜皂苷的电喷雾质谱规律与三萜皂苷的全扫描一级谱非常类似，在正离子条件下所有甾体皂苷均以 $[M+Na]^+$ 的形式存在，未发现其他加合离子，在负离子条件下均以 $[M-H]^-$ 的形式存在。表 5-4 中列出了其他甾体皂苷的一级质谱数据及相应的分子质量。

表5-4　蒺藜皂苷的ESI-MS数据

皂苷	$[M+Na]^+$ / (m/z)	$[M-H]^-$ / (m/z)	分子质量 /Da
S_1	777	753	754
S_2	957	933	934
S_3	1103	1079	1080
S_4	1119	1095	1096
S_6	939	915	916

2.呋甾烷醇型蒺藜皂苷的串联质谱

为进一步确定甾体皂苷分子的结构，对上述的离子分别进行多级串联质谱分析。由于皂苷元结构的差异，其特征的碎裂方式也略有不同。本部分主要介绍呋甾烷醇型甾体皂苷 S_3 的质谱特征碎裂。

（1）正离子模式下的串联质谱。

图5-9为皂苷 S_3 的电喷雾多级串联质谱图及相应的裂解方式。从图5-9(a)中可以看到，呋甾烷醇型甾体皂苷 $[M+Na]^+$ 也发生一系列糖苷键断裂，生成 Y 型离子。m/z 1103 离子竞争丢失末端糖基（一个脱氧己糖和一个己糖基），生成 m/z 957 离子和 m/z 941 离子。m/z 795 是 $[M+Na]^+$ 将两个末端糖全部丢失而生成的碎片离子。同时 $[M+Na]^+$ 又发生 C-3 位所连糖链的丢失，生成 B 型离子 m/z 493。

与螺甾烷醇型甾体皂苷不同，呋甾烷醇型甾体皂苷 $[M+Na]^+$ 在碎裂过程中观测到非常强的失水离子峰。谱图中丰度最高的 m/z 1085 离子是由 $[M+Na]^+$ 丢失一个水分子而产生的。弱的 m/z 1067 离子是由 $[M+Na]^+$ 丢失两个水分子而生成的。而且 $[M+Na]^+$ 发生 Y 断裂的同时，都伴随有失去一个水分子反应。m/z 939 离子是脱去一个水分子和一个脱氧己糖基而生成的，m/z 923 离子为丢失一个水分子和一个己糖基而生成的。类似地，m/z 777 离子是丢失两个末端糖基和一个水分子而生成的。这种现象的出现与呋甾烷醇型甾体皂苷结构密切相关，皂苷各分子中在 C-22 位连有一个未取代的羟基，由于 -OH 位于叔碳原子上，非常活泼，容易发生脱水反应，因此在谱图中会观察到强的失水的碎片离子生成。

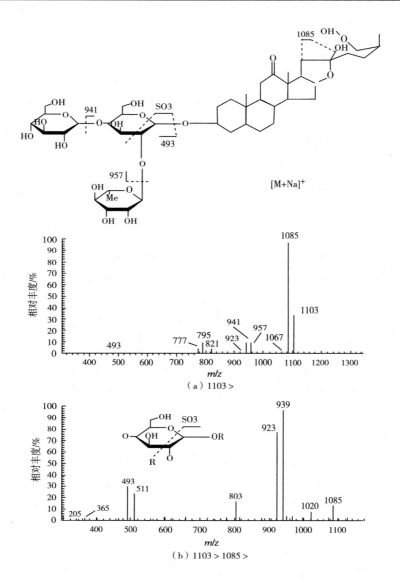

图 5-9　皂苷 S_3 的 ESI-MS^n 谱图及裂解方式

　　脱去一个水分子的碎片离子 m/z 1085 进一步碎裂，竞争丢失末端糖基（一个脱氧己糖和一个己糖基），生成 $Y_{0\beta}$ 离子 m/z 939 和 $Y_{0\alpha}$ 离子 m/z 923。在低质量区又生成 $C_{2\alpha}$ 离子（m/z 511）和 $B_{2\alpha}$ 离子（m/z 493）。谱图中较强的 m/z 803 离子，是由于与苷元相连的己糖基发生了 ^{0,2}X 键断裂，丢失 282 Da（162 Da+120 Da）的碎片而生成的 $^{0,2}X_{0\alpha}$ 离子，表明己糖基与脱氧己糖基是 1，2 位连接。

（2）负离子模式下的串联质谱。

在负离子条件下，$[M-H]^-$ m/z 1079 存在 Y 型断裂，由于羟基的存在，其断裂同时伴随着强的脱水离子峰。m/z 1079 离子在生成 $Y_{1\beta}$（m/z 933）、$Y_{1\alpha}$（m/z 917）和 $Y_{1\beta} \cdot Y_{1\alpha}$（$m/z$ 771）离子的同时，都伴随有失水离子峰 m/z 1061、m/z 899 和 m/z 753 碎片离子的出现。对甾体皂苷 S_2 和 S_4 分别进行了类似的实验，呈现出与皂苷 S_3 相似的裂解规律。

3. 呋甾烷醇型甾体皂苷 S_6

图 5-10（a）为甾体皂苷 S_6 的二级质谱图。m/z 939 离子丢失末端己糖基生成 m/z 777 离子。同时又丢失苷元 C-3 位所连糖链生成 $C_{2\alpha}$ 离子（m/z 365）和 $B_{2\alpha}$ 离子（m/z 347）。谱图中同样可以观察到类似的开环离子，m/z 879 离子和 m/z 819 离子分别是由末端糖基开环，丢失 90 Da 和 120 Da 碎片而生成的。其中 m/z 657 碎片离子比较重要，它与 $[M+Na]^+$ 之差为 282 Da，恰好为（162 Da+120 Da）之和，即生成 $^{0,2}A_{2\alpha}$ 开环离子，这提示在 C-2 位取代的基团为氢原子。图 5-10（b）为 $[M-H]^-$ m/z 915 的二级质谱图。m/z 915 离子分别丢失一个己糖基和两个己糖基，生成 m/z 753 和 m/z 591 离子。

研究结果表明，甾体皂苷化合物在电喷雾质谱条件下有特征的裂解规律：螺甾烷醇型皂苷分子的 $[M+Na]^+$ 裂解主要以 Y 型离子为主，其丰度强于 B 型、C 型和 A 型的碎片离子，这一点不同于齐墩果酸型皂苷的裂解。Y 型离子的多级串联质谱可提供糖基的序列及直、支链的信息。在 $[M+Na]^+$ 裂解过程中，它还会发生 B 型和 C 型断裂。其中在与苷元直接相连的糖苷键断裂生成的 B 型和 C 型离子对于提供糖链的结构信息尤为重要。C 型离子进一步碎裂导致与苷元直接相连的糖基发生开环反应，依据连接位点的不同，生成的不同类型的开环离子，这将提供糖基连接位点的信息。而 $[M-H]^-$ 的裂解只发生 Y 型断裂，仅提供糖基的序列及直、支链的信息。

呋甾烷醇型皂苷的基本碎裂方式与螺甾烷醇型皂苷非常相似。但由于苷元的叔碳位上含有 -OH 基团，使得脱水反应尤为明显，失水的碎片离子丰度显著增加。无论在正离子谱还是在负离子谱都观察到类似的现象。同时在呋甾烷醇型皂苷的正离子碎裂过程中，未见有 C-26 位所连的糖基的碎裂，这可能是由于 C-26 是伯碳，活泼性低，不易发生糖苷键的断裂。

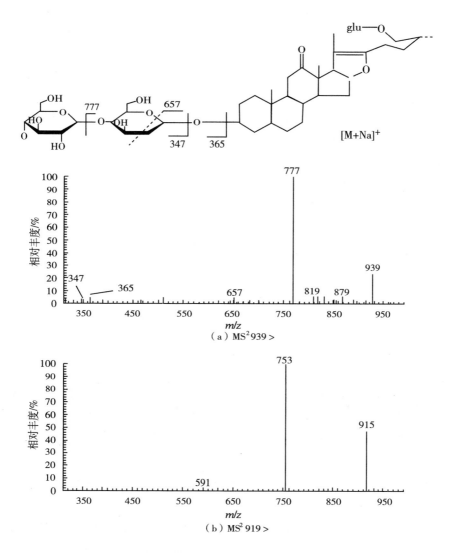

图 5-10　皂苷 S_6 的 ESI-MS^n 谱图

第二节　黄酮类化合物的电喷雾质谱分析

黄酮类化合物一般都具有 C6-C3-C6 基本母核（图 5-11），很多种基团，如羟基、糖链、氧和甲基等，连接到母核结构上生成了不同种类的黄酮类化合物：黄酮醇、黄烷酮、黄酮、儿茶酚、花青素和异黄酮等。它们通常以游离态或与糖结合成苷的形式存在，并且由于糖的种类、数量、连接位置及连接方式不同可以组成各种各样的黄酮苷类，数量繁多，结构类型复杂多样。组成黄酮苷的糖基多连在 C-8 或 C-6 位置上，连接的糖有单糖（葡萄糖、半乳糖、鼠李糖等）、二糖（槐糖、龙胆二糖、芸香糖等）、三糖（龙胆三糖、槐三糖等）与酰化糖（2- 乙酰葡萄糖、咖啡酰葡萄糖等）。而黄酮类化合物存在着许多同分异构的现象，这些异构体通常表现为糖糖连接位点不同，或者糖链与苷元的连接位置不同。因此，利用质谱对其结构进行表征，对深入了解其结构特征、代谢特性及生物活性均具有重要意义。

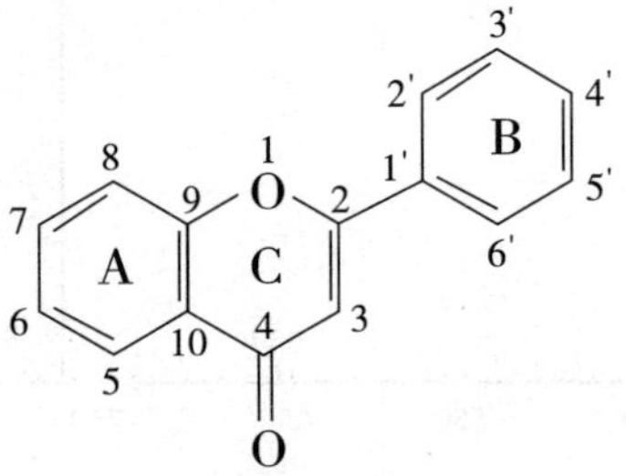

图 5-11 黄酮类化合物的基本结构

在 EI-MS 谱图中，大多数黄酮苷元的分子离子峰（$M^{+\cdot}$）较强，常为基峰离子。但由于最初产生的分子离子内能范围较宽，可能会伴随复杂的裂解情况。而黄酮苷类化合物由于极性较强，如果不进行衍生化，很难得到其分子离子峰，并且衍生化处理过程有时会导致黄酮苷的苷元转化为查尔酮类化合物，直接影响结构确认结果。化学电离（CI）质谱研究黄酮类化合物也未给出满意结果。20 世纪 80 年代，快原子轰击（FAB）质谱、热喷雾（TSP）和大气压化学电离（APCI）质谱技术也被用于黄酮类化合物的结构分析。近年来，电喷雾电离与串联质谱（ESI-MS^n）技术结合已经成为分析黄酮类化合物的强有力工具。

串联质谱（MS^n，MS/MS）广泛用于分析鉴定黄酮类化合物的结构，它可以提供化合物的结构信息。例如，从逆 - 第尔斯 - 阿尔德（RDA）反应可以推断出 A 环和 B 环上的取代情况。Hvattum 等利用 CAD（computer aided design，计算机辅助技术）证明丢失糖自由基中性碎片产生自由基苷元离子的过程与羟基、糖的取代位点和糖基数量有关。*Hughes* 等通过串联质谱研究了不同羟基取代黄酮，证明通过串联质谱给出的特征碎片离子可以区分黄酮同分异构体。

本节将介绍利用软电离质谱技术进行黄酮苷元和黄酮苷类化合物结构分析的研究结果，并以 LC-ESI-MS^n 方法分析中药提取物中黄酮类化合物为具体实例。

在本节中黄酮类化合物的质谱碎片离子命名方法如下：对于含有完整黄酮苷元 A
环和 B 环的子离子，命名系统采用 Claeys 研究小组的命名方法，分别标记为 $^{i,j}A$
和 $^{i,j}B$，其中的上标 i 和 j 分别表示 C 环上断裂键的位置。对于涉及糖开环解离
的子离子，则采用 Domon 和 Costello 研究小组的命名方法，这些子离子分别标
记为 $^{k,l}Y_j$（糖苷键断裂）和 $^{k,l}Z_j$（糖开环解离），其中，上标 k 和 l 表示糖开环
解离的断裂键的位置。对于黄酮二糖苷的串联质谱碎片命名如图 5-12 所示。

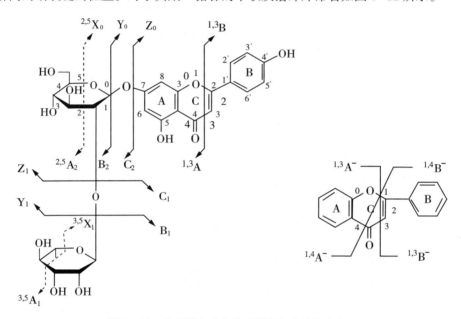

图 5-12　黄酮类化合物的质谱特征碎片的命名

一、黄酮苷元的质谱断裂规律

黄酮类化合物种类繁多，而且结构相近有多种同分异构体，因而不同黄酮
类化合物的同分异构体的区分显得尤为重要。吴巍等利用负离子 ESI-MS^n 系统
研究了各种黄酮苷元的质谱特征裂解规律。表 5-5 是所研究的 11 种黄酮苷元
类化合物（黄酮苷元、黄酮醇苷元和二氢黄酮苷元）的结构式。

黄酮类型（Ⅰ）　　　　黄酮类型（Ⅱ）　　　　黄酮类型（Ⅲ）

表5-5　黄酮苷元类化合物的结构式

化合物名称		$[M-H]^-$	R_1	R_2	R_3	R_4	R_5
黄酮类型（Ⅰ）	芹菜素（apigenin）	269	H	OH	H	OH	H
	黄芩素（baicalein）	269	OH	OH	H	H	H
	去甲汉黄芩素（norwogonin）	269	H	OH	OH	H	H
	刺槐黄素（acacetin）	283	H	OH	H	OCH_3	H
	汉黄芩素（wogonin）	283	H	OH	OCH_3	H	H
	木犀草素（luteolin）	285	H	OH	H	OH	OH
	白杨素（chrysin）	253	H	OH	H	H	H
黄酮类型（Ⅱ）	槲皮素（quercetin）	301	H	OH	H	OH	OH
	山奈酚（kaempferol）	285	H	OH	H	OH	H
黄酮类型（Ⅲ）	柚皮素（naringenin）	271	H	OH	H	OH	H
	橙皮素（hesperetin）	301	H	OH	H	OCH_3	OH

（一）黄酮苷元的一级质谱

黄酮苷元是一类多酚羟基化合物，具有微酸性。在一级质谱中，黄酮苷元均给出准分子离子峰 $[M-H]^-$，几乎无碎片离子，有利于准确推断黄酮苷元的分子质量。

（二）黄酮苷元同分异构体鉴别

7种黄酮苷元的 ESI-MS[n] 实验数据归纳于表 5-6。可以看出，黄酮苷元在 ESI-MS[2] 谱中表现一些相同的裂解规律。例如，它们都丢失中性碎片 CO（28 Da）、CO_2（44 Da）和 H_2O（18 Da）。其中，具有甲氧基取代的黄酮苷元二级串联质谱（ESI-MS[2]）中均丢失甲基自由基 CH_3·（15 Da）。通过这些特征丢失可以判断黄酮苷元的官能团取代情况，从而快速区分黄酮苷元的同分异构体。

表5-6　7种黄酮苷元在ESI-MS[2]谱图中[M-H][-]离子的子离子

化合物	芹菜素	黄芩素	去甲汉黄芩素	刺槐黄素	汉黄芩素	木犀草素	白杨素
$[M-H]^-$	269	269	269	283	283	285	253

续表5-6

化合物	芹菜素	黄芩素	去甲汉黄芩素	刺槐黄素	汉黄芩素	木犀草素	白杨素
$[M-H-CH_3]^-$	—	—	—	268	268	—	—
$[M-H-H_2O]^-$	—	251	251	—	—	267	—
$[M-H-CO]^-$	241	241	241	—	—	257	225
$[M-H-CO_2]^-$	225	225	225	—	—	241	—
$[M-H-H_2O-CO]^-$	—	223	223	—	—	239	—
$[M-H-C_2H_2O]^-$	227	—	—	—	—	243	—
$[M-H-C_2H_2O-CO_2]^-$	183	—	—	—	—	199	—
$[M-H-C_3O_2]^-$	201	—	—	—	—	217	—
$[M-H-A]^-$	—	171	171	—	—	—	—
$[M-H-CO_2-CO]^-$	—	197	197	—	—	213	—
$^{1,3}A^-$	151	—	—	—	—	151	—
$[^{1,3}A-CO_2]^-$	—	—	—	—	—	107	—
$[^{1,4}B+2H]^-$	149	—	—	—	—	—	—
$^{1,3}B^-$	—	—	—	—	—	133	—

1. 三羟基取代黄酮

芹菜素、黄芩素和去甲汉黄芩素均为三羟基取代黄酮，并且分子质量相同（270 Da），分别对它们进行 ESI-MS^n 研究（表5-6）。对于黄芩素和去甲汉黄芩素，三个羟基取代均在 A 环上，且都有邻位羟基取代；对于芹菜素，羟基取代分别在 A 环5、7位和 B 环4′位，无邻位羟基取代。对比黄芩素和去甲汉黄芩素的 ESI-MS^2 谱图，发现它们产生几乎相同的碎片离子，以去甲汉黄芩素的 ESI-MS^2 谱图为例说明，准分子离子 m/z 269 失去质量数为 18 Da（H_2O）的中性碎片后生成 m/z 251 离子，且为基峰。但是，在无邻位羟基取代的芹菜素的 ESI-MS^2 谱中未产生 m/z 251 离子，即无脱水离子峰产生。

通过对木犀草素和白杨素的串联质谱研究也证实了这一点。木犀草素具有邻位羟基，在 ESI-MS^2 中，产生失去质量数为 18 Da（H_2O）的中性碎片后生成 m/z 267 离子；而白杨素不具有邻位羟基，故不产生失水峰（表5-6）。因此，通过黄酮 ESI-MS^2 实验中是否产生失水峰（18 Da）可以判断黄酮母核结构中是否存在邻位羟基取代。在 ESI-MS^2 谱图中，芹菜素、黄芩素和去甲汉黄芩素均失去中性碎片 CO（28 Da）和 CO_2（44 Da），分别产生 m/z 241 离子和 m/z 225 离子。根据文献，丢失 CO（28 Da）是脱去黄酮母核 C 环 C-4 位羰基，而丢失 CO_2（44 Da）是脱去黄酮母核 C 环 C-1 位的 O 和 C-4 位羰基。在黄芩素和去甲汉黄芩素 MS^3 质谱中，选择 m/z 251 离子进行串联质谱研究，均丢失中性碎片 CO（28 Da）产生 m/z 223 离子。值得注意的是，在黄芩素和去甲汉黄芩素 MS^2 质谱中，母离子 m/z 269 失去质量数为 98 Da（$C_4H_2O_3$）的中性碎片，发生 RDA 反应生成 m/z 171 离子。m/z 171 离子包含 B 环，由此可以推断三个羟基取代均在 A 环上。化合物去甲汉黄芩素 [M-H]$^-$ 的质谱裂解机理如图 5-13 所示。

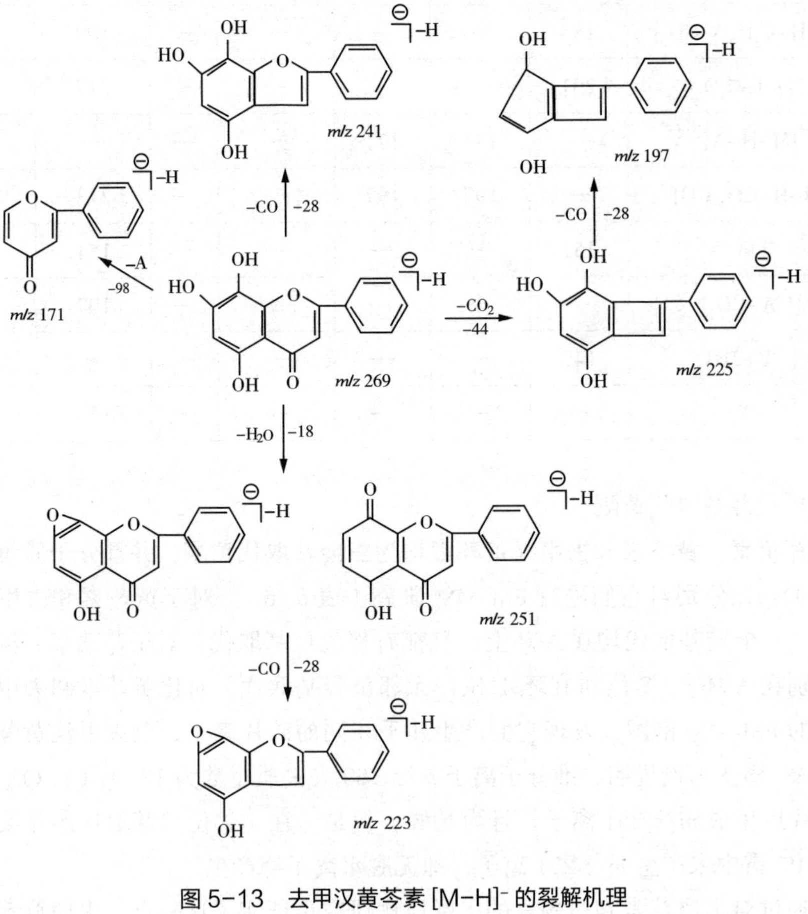

图 5-13　去甲汉黄芩素 [M-H]$^-$ 的裂解机理

在芹菜素的 ESI-MS^2 谱中，对于结构分析非常有用的是黄酮母核 C 环开环

产生的 $[1,4B+2H]^-$（m/z 149）和 $1,3A$ 离子（m/z 151）。通过这两个特征碎片离子，可以初步推断有一个羟基取代在 B 环上，另外两个羟基取代在 A 环上，结合前面对失水峰（18 Da）的讨论，可以确定在 A 环上羟基取代并非邻位，有助于黄酮苷元的结构分析。

对比芹菜素和去甲汉黄芩素的串联质谱数据，很容易区分这两个黄酮苷元同分异构体。另外对木犀草素进行串联质谱研究，所得碎片离子的裂解规律与芹菜素相似。黄酮母核 C 环开环产生离子 m/z 151（$1,3A^-$）、m/z 133（$1,3B^-$）和 m/z 107（$[1,3ACO_2]^-$）。因此通过分析黄酮 C 环开环产生的离子，可以初步推断羟基取代情况。分析这些具有不同羟基取代的黄酮苷元，发现随着羟基取代数目的增加，串联质谱中产生的碎片离子数目增加。例如，对于白杨素，在 ESI-MS^2 中仅产生一个碎片离子 m/z 225（28 Da）。并且，当羟基取代在 B 环时，C 环易开环产生碎片离子。这可能是由于羟基的供电子效应，随着羟基取代增多，电子云密度相应增高，使化合物更活泼，更容易产生碎片离子。

2. 黄酮醇苷元

槲皮素和山柰酚为黄酮醇苷元，在负离子电喷雾谱中以 $[M-H]^-$ 形式存在，几乎不产生碎片离子，可以准确判断黄酮醇苷元类化合物的分子质量。对以上黄酮醇苷元准分子离子 $[M-H]^-$ 分别进行多级串联质谱分析发现，与黄酮苷元的串联质谱相似，在低能 CID 条件下，黄酮醇苷元 $[M-H]^-$ 离子裂解也丢失 CO、CO_2 等一些中性碎片（表 5-7）。

表5-7 黄酮醇类和黄酮类的ESI-MS^{2}数据（m/z）

化合物	黄酮醇类型		黄酮类型	
	槲皮素	山柰酚	柚皮素	橙皮素
$[M-H]^-$	301	285	271	301
$[M-H-CH_3]^-$	—	—	—	286
$[M-H-CO]^-$	273	257	—	—
$[M-H-2CO]^-$	—	229	—	—
$[M-H-CO_2]^-$	257	241	227	257
$[M-H-C_2H_2O-CO_2]^-$	—	199	—	215
$[M-H-CO_2CO]^-$	229	213	—	—

续表5-7

化合物	黄酮醇类型		黄酮类型	
	槲皮素	山柰酚	柚皮素	橙皮素
$[M-H-B]^-$	193		177	
$^{1,2}A^-$	179	—		
$^{0,2}A^-$	—	163	151	
$^{1,3}A^-$	—	151		
$^{0,3}A^-$	—	135		
$[^{1,2}A-CO_2]^-$	151	—	—	—
$^{1,3}B^-$	—	—	119	—
$^{0,4}A^-$	107	107	107	—
$^{1,2}B^-$	121	—	—	—
$^{1,4}A^-$				125

黄酮醇苷元产生丰富的对鉴定结构有用的含有完整A环和B环的碎片离子，由于黄酮醇类化合物母核上羟基取代位点与数目的不同，串联质谱中可获得不同的特征碎片离子，从而可以推断出A环和B环上的取代情况。利用这些特征的中性丢失和产生的特征碎片离子，可以快速区分结构类似的黄酮类化合物及其同分异构体。在槲皮素的MS^2谱中产生开环离子，如 m/z 193（$[M-H-B]^-$）、m/z 179（$^{1,2}A^-$）、m/z 151$[^{1,2}A-CO_2]^-$、m/z 121（$^{1,2}B^-$）和 m/z 107（$^{0,4}A^-$），其中丢失B环产生的离子 m/z 193证明B环上有两个羟基取代。而离子 m/z 107（$^{0,4}A^-$）证明苷元在A环上有两个羟基取代。m/z 179（$^{1,2}A^-$）和 m/z 121（$^{1,2}B^-$）是一对互补离子，更进一步地说明了黄酮醇苷元的取代情况；在山柰酚 MS^2 谱中主要产生包含A环的离子，如 m/z 163（$^{0,2}A^-$）、m/z 151（$^{1,3}A^-$）、m/z 135（$^{0,3}A^-$）和 m/z 107（$^{0,4}A^-$），有助于分析化合物的结构。m/z 107（$^{0,4}A^-$）是黄酮类苷元在A环上有两个羟基取代的特征离子。与黄酮苷元化合物相比，黄酮醇苷元更易产生C环开环离子，对于结构鉴定非常有利。

3. 二氢黄酮苷元

对二氢黄酮苷元柚皮素和橙皮素进行串联质谱研究，其串联质谱数据及可能的碎片离子列于表5-7，可以看出二氢黄酮苷元一般不产生丢失CO的离子。

含有甲氧基取代的二氢黄酮苷元产生丢失甲氧基的特征离子。对于柚皮素，m/z 177 离子是由准分子离子 [M-H]⁻ 丢失 B 环产生的，由此可以推断出 B 环有一个羟基取代，A 环有两个羟基取代。离子 m/z 107（^{0,4}A⁻）也证明了此点。离子 m/z 107（^{0,4}A⁻）说明 A 环有两个羟基取代，离子 m/z 151（^{0,2}A⁻）给出进一步的证明。在橙皮素二级串联质谱中仅产生丢失甲氧基的离子 m/z 286。选择离子 m/z 286 进一步做串联质谱，产生 m/z257、m/z215 和 m/z 125。其中，离子 m/z 125（^{1,4}A⁻）是由 C 环开环产生的，有助于说明 A 环的取代情况。

二、黄酮醇苷类化合物的质谱裂解规律

黄酮醇苷类化合物由于具有较多羟基，在负离子电喷雾质谱中易形成 [M-H]⁻ 的准分子离子，在进一步的串联质谱中，多脱去糖链形成苷元离子（Y_0^-）。Hvattum 等在对黄酮醇苷类化合物的质谱裂解规律的研究中发现，糖链以均裂方式脱去，出现自由基负离子（[Y_0-H]⁻ᵝ），见图 5-14。

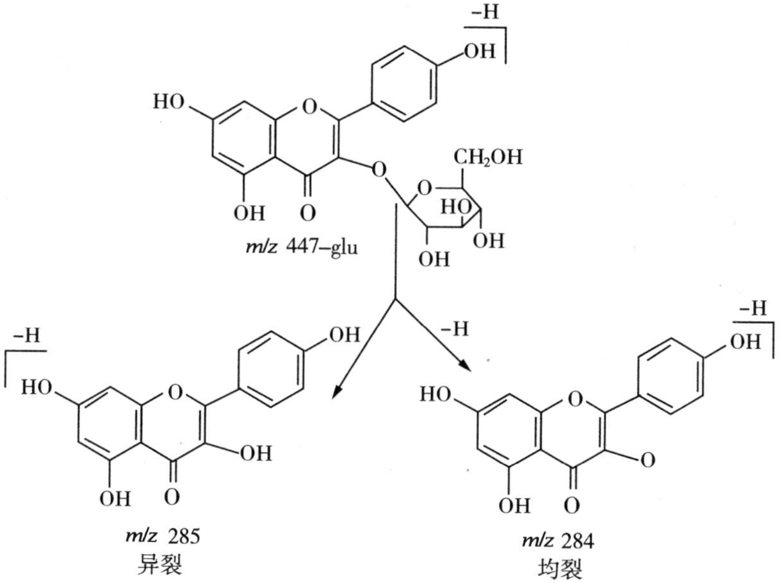

图 5-14 山柰酚 3-O- 葡萄糖苷在串联质谱中的裂解方式

自由基负离子的出现引起了分析工作者极大的兴趣，研究结果表明，对于黄酮醇苷类化合物，3-O 取代黄酮较 7-O 取代黄酮更容易生成自由基，B 环上取代羟基越多、裂解能量越大越容易生成自由基，即自由基离子的产生和黄酮化合物的结构式密切相关，且可能和黄酮醇苷类化合物在体内清除自由基的

能力相关。因此人们通过各种方式研究黄酮化合物产生的自由基来分析自由基离子在结构鉴定中的重要作用。

（一）糖苷键位置对质谱裂解规律的影响

山奈甲黄素 3-O- 葡萄糖苷（kaempferide 3-O-glucoside）首先以均裂的方式脱去葡萄糖基生成 $[Y_0-H]^{-\cdot}$（m/z 298），然后发生特征丢失 $CH_3\cdot$ 自由基生成碎片离子 m/z 283，再发生中性丢失脱去 CO 生成最终碎片离子 m/z 255（图 5-15）。山奈甲黄素 7-O- 鼠李糖苷（kaempferide 7-O-rhamnoside）与 3-O- 取代山奈甲黄素差别很大，其糖链裂解是以异裂形式断开，主要生产 Y_0^-（m/z 299），在进一步裂解中，Y_0^- 也是发生 $CH_3\cdot$ 自由基的丢失，生成自由基离子 m/z 284，再通过丢失 CO 和 $COH\cdot$ 生成 m/z 256 和 m/z 255。而且，在碎片离子 m/z 284 的 CID 质谱图中，碎片离子很多，$^{1,3}A^-$ 为基峰（图 5-16）。山奈甲黄素 3-O- 葡萄糖苷、7-O- 葡萄糖苷裂解途径见图 5-17 和图 5-18。3-O- 取代、7-O- 取代山奈甲黄素由于其特殊的 CH_3O 取代，致使在裂解的过程中产生自由基。$CH_3\cdot$ 自由基的丢失，为研究黄酮醇类化合物的均裂产物提供了依据。

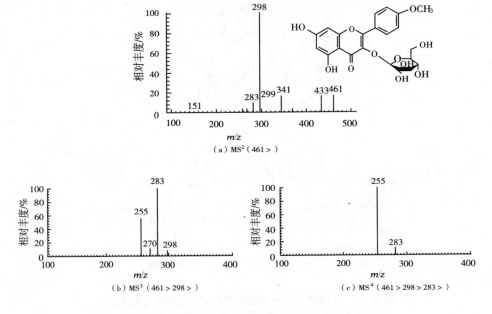

图 5-15　山奈甲黄素 3-O- 葡萄糖苷的 ESI-MS^n 谱图

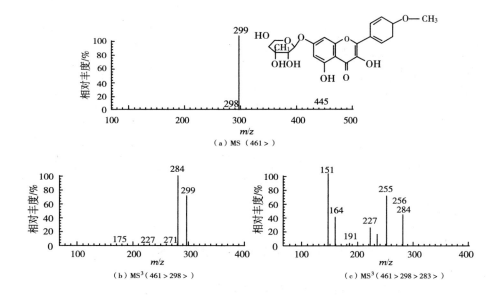

图 5-16 山奈甲黄素 7-O- 鼠李糖苷的 ESI-MSⁿ 谱图

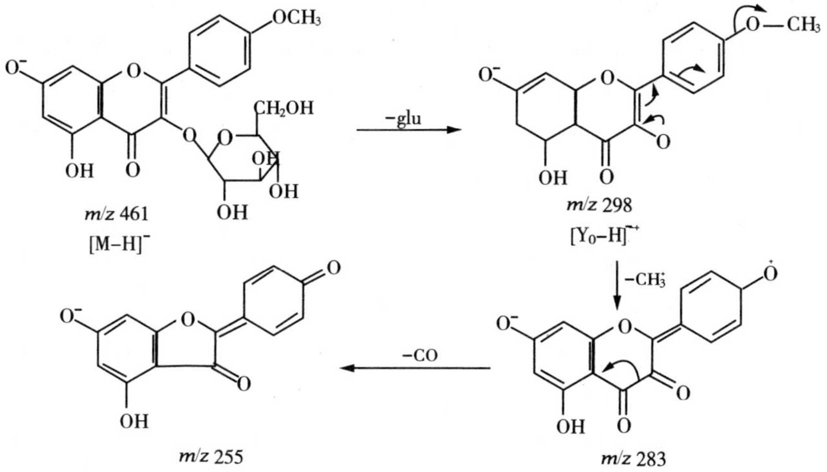

图 5-17 山奈甲黄素 3-O- 葡萄糖苷的可能裂解途径

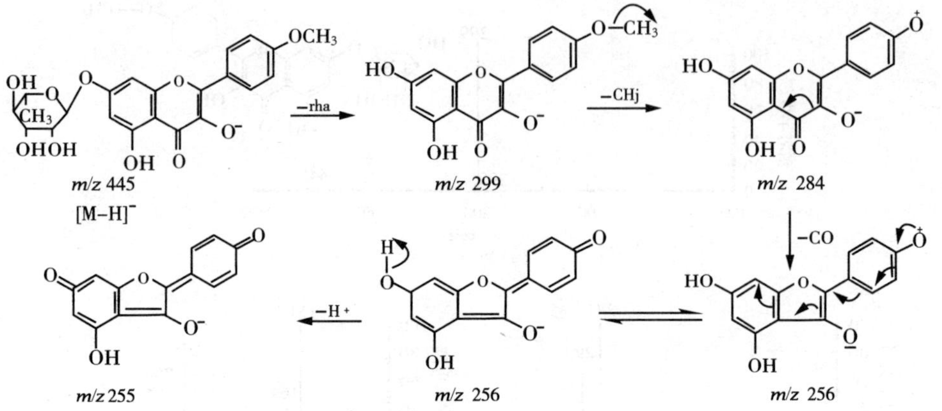

图 5-18　山柰甲黄素 7-O- 葡萄糖苷的可能裂解途径

（二）取代糖链长度对质谱裂解规律的影响

　　3-O- 取代黄酮醇取代糖链的长度对化合物的裂解影响很大，甚至改变糖链脱去的方式。从山柰甲黄素 3-O- 芸香糖苷（kaempferide 3-O-rutinoside）的串联质谱图中很容易发现，其糖链的裂解是以异裂为主，产生 Y_0^-（m/z 299），其均裂离子峰 m/z 298 几乎看不到 [图 5-19（a）]。这和山柰甲黄素 3-O- 葡萄糖苷的串联质谱图完全不同。它进一步裂解脱去 $CH_3 \cdot$ 自由基生成 m/z 284 离子，最终生成稳定碎片离子 m/z 255。可以看出，糖链长度对山柰甲黄素的脱糖链解离方式起主导作用。

　　通过比较山柰甲黄素 3-O- 芸香糖苷和山柰甲黄素 7-O- 鼠李糖苷的串联质谱图，发现这两种不同取代位置的黄酮前期断裂方式完全一样，都是先异裂生成 Y_0^- 再脱去 $CH_3 \cdot$ 自由基。这给判断其糖链取代位置带来了困难，无法简单地根据它们的 MS^2 或者 MS^3 谱的比较来确定糖链取代位置。但是在 MS^4 谱中，通过它们的碎片离子 m/z 284 的裂解能看出不同电荷位置带来的不同。山柰甲黄素 3-O- 芸香糖苷的碎片离子 m/z 284 和山柰甲黄素 7-O- 鼠李糖苷的碎片离子 m/z 284 的裂解过程完全不同。因此，完全可以根据碎片离子 m/z 284 的裂解规律对山柰甲黄素糖苷的取代位置做出正确的推断。

　　从山柰甲黄素 3-O- 芸香糖苷的串联质谱图中几乎看不到均裂的碎片离子峰，这归结于 B 环的供电子效应。取代糖苷和 B 环之间会存在空间位阻，导致 B 环偏转了整个分子的共轭平面，使 B 环供电子效应减少，脱离整个黄酮分子大共轭体系，从而使得 C-3 位糖苷键不易发生均裂，同时大共轭体系的电子云密度的减少也不利于自由基的稳定性。对于山柰甲黄素，其 B 环上取代基团为

CH_3O，相对于 OH 取代，其空间位阻更大，糖链长度对其影响就更大，因此当糖链长度变成双糖苷的时候，其糖苷均裂产物就几乎消失。这个现象也证明了取代糖链长度对整个分子裂解方式的影响。山柰甲黄素 3-O- 芸香糖苷的可能裂解途径见图 5-20。研究发现，取代糖基种类对糖苷键断裂类型影响不大，其糖链长度的影响较大。

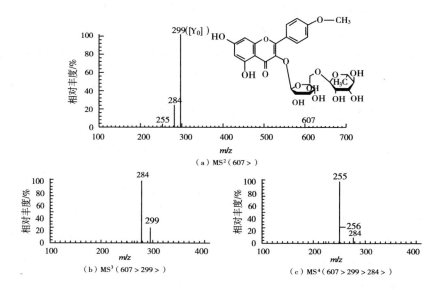

图 5-19　山柰甲黄素 3-O- 芸香糖苷的 ESI-MS^n 谱图

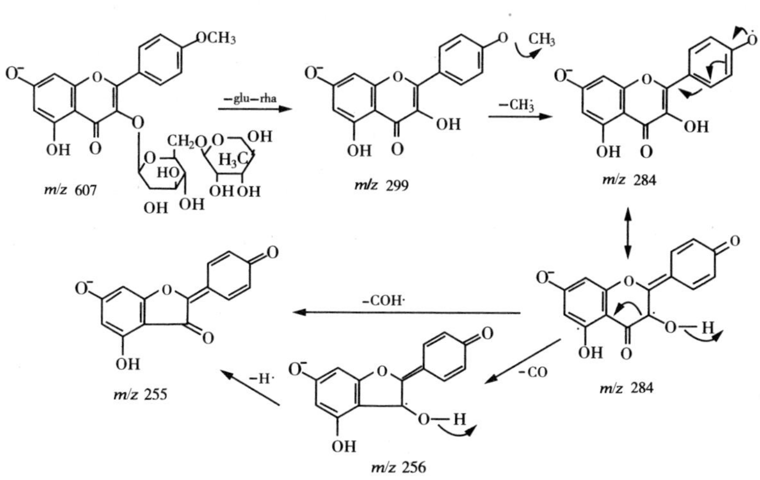

图 5-20　山柰甲黄素 3-O- 芸香糖苷的可能裂解途径

第三节 生物碱类化合物的电喷雾质谱分析

质谱是生物碱类化合物结构分析的重要工具。由于分子中均含有氮原子，生物碱具有独特的裂解规律。大多数生物碱易发生与氮原子相关的裂解，即主要裂解方式是以氮原子为中心的 α-断裂和 RDA 断裂，形成的丰度较高的离子多为含氮的结构碎片。本节以乌头属和小檗科植物中生物碱成分的分析为例介绍生物碱类化合物的质谱特征。

一、乌头碱型 C_{19} 二萜生物碱的质谱分析

乌头类双酯型生物碱主要有：乌头碱（aconitine，AC）、中乌头碱（mesaconitine，MA）和次乌头碱（hypaconitine，HA）。早期利用电子轰击电离质谱进行生物碱类化合物的分析。在电子轰击电离条件下，一般认为次乌头碱和中乌头碱的基峰离子是失去甲氧基和乙酸的 $[M-CH_3O-AcOH]^+$，乌头碱的基峰离子是 $[M-CH_3O]^+$，但也有实验表明乌头碱的基峰离子也可能是 $[M-CH_3O-CH_3COOH]^+$。在这几种生物碱的电子轰击质谱图上，苯甲酰离子和苯离子的丰度也较高。Milgrom 等研究了该类生物碱的化学电离质谱，其特点是同时存在 $[M+H]^+$、$M^+ \cdot$ 和 $[M-H]^-$，基峰离子是 $[M-15]^+$ 或 $[M-31]^+$，依赖于骨架上取代基的种类和位置。Wada 等利用液相色谱与大气压化学电离质谱联用技术对尼奥林（neoline）等生物碱的空间异构体进行了研究。Kitagawa 等最早利用气-质联用方法从川乌中发现了 4 种脂型生物碱（lipo-alkaloid），它们分别以乌头碱、中乌头碱、次乌头碱或去氧乌头碱（deoxyaconitine, DA）为骨架，C-8 位为长链脂肪酰基而非乙酰基。脂肪酰基共分为 5 种，以亚油酸（60%）、棕榈酸（20%）和油酸（20%）为主，硬脂酸和亚麻酸的含量小于 1%，脂型生物碱在电子轰击质谱中的基峰是 $[M-ROH-CH_3O]^+$（ROH 为脂肪酸）。

近年来，电喷雾多级串联质谱（ESI-MS^n）被用于研究 C_{19} 二萜生物碱类化合物的断裂规律。

二、生附子中乌头碱类的质谱分析

附子是一类重要的乌头属植物，乌头碱型 C_{19} 二萜生物碱是其中的主要成分。已从附子中分离和表征了乌头碱、中乌头碱、去氧乌头碱、次乌头碱和

10-OH- 中乌头碱（10-OH-MA），并结合气相色谱 – 质谱法（GC-MS）发现了脂型生物碱。

如图 5-21 和表 5-8 所示，乌头碱型生物碱结构相似，差别在于 N 上连接 CH_3 或 C_2H_5，以及 C-3 和 C-10 位连接 H 或 OH。由于 C-8 和 C-14 分别为苯甲酰和乙酰基，该类生物碱被称为双酯型生物碱（DDA）；当 C-8 位的酯键被羟基取代（水解）或脱去（热解）时则成为单酯型生物碱（MDA）；当 C-8 连接长链脂肪酰基时则习惯称为脂型生物碱（LDA）。虽然 C-8 取代基的不同使得乌头类生物碱种类繁多，但这些生物碱多以中乌头碱、乌头碱和次乌头碱为骨架而 C-8 位被不同的取代基所取代。

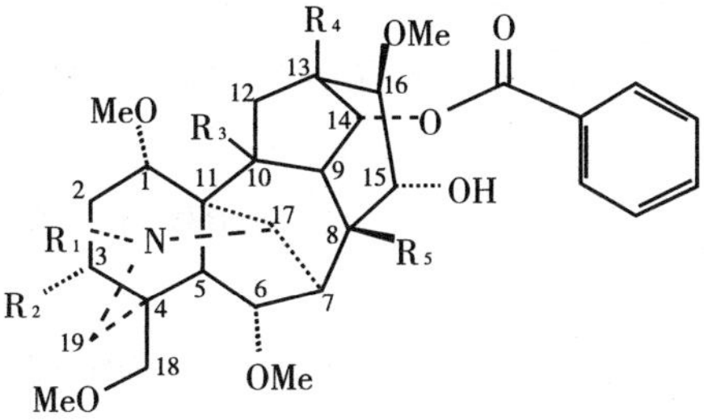

图 5-21　乌头碱型生物碱的结构

表5-8　经分离方法鉴定的单、双酯型生物碱型生物碱及GC-MS检出的脂型生物碱

生物碱类型	R_1	R_2	R_3	R_4	R_5	乌头类生物碱	m/z　（$[M+H]^+$）
单酯型生物碱	CH_3	OH	H	OH	OH	14- 苯甲酰中乌头原碱	590
	C_2H_5	OH	H	OH	OH	14- 苯甲酰乌头原碱	604
	CH_3	H	H	OH	OH	14- 苯甲酰次乌头原碱	574
双酯型生物碱	CH_3	H	H	OH	CH_3COO	次乌头碱	616
	CH_3	OH	H	OH	CH_3COO	中乌头碱	632
	CH_3	OH	OH	OH	CH_3COO	10-OH- 中乌头碱	648
	C_2H_5	H	H	OH	CH_3COO	去氧乌头碱	630
	C_2H_5	OH	H	OH	CH_3COO	乌头碱	646

续表 5-8

生物碱类型	R_1	R_2	R_3	R_4	R_5	乌头类生物碱	m/z（[M+H]+）
双酯型生物碱	C_2H_5	OH	OH	OH	CH_3COO	10-OH-乌头碱	662
	C_2H_5	H	H	H	CH_3COO	3,13-去氧乌头碱	614
	CH_3	H	H	H	CH_3COO	13-去氧次乌头碱	600
脂型生物碱	8-十九碳烯酰-14-苯甲酰中乌头原碱					8-油酰-14-14-苯甲酰中乌头原碱	
	8-油酰-14-苯甲酰乌头原碱					8-亚油酰-10-OH-14-苯甲酰中乌头原碱	
	8-亚麻酰-14-苯甲酰中乌头原碱					8-硬脂酰-14-苯甲酰乌头原碱	
	8-亚麻酰-14-苯甲酰次乌头原碱					8-亚油酰-10-OH-14-苯甲酰乌头原碱	
	8-十六碳烯酰-14-苯甲酰中乌头原碱					8-亚麻酰-14-苯甲酰乌头原碱	
	8-亚油酰-14-苯甲酰次乌头原碱					8-亚油酰-14-苯甲酰去氧乌头原碱	
	8-亚油酰-14-苯甲酰中乌头原碱					8-亚油酰-14-苯甲酰次乌头原碱	
	8-棕榈酰-14-苯甲酰次乌头原碱					8-棕榈酰-14-苯甲酰去氧乌头原碱	
	8-棕榈酰-14-苯甲酰中乌头原碱					8-棕榈酰-14-苯甲酰乌头原碱	
	8-油酰-14-苯甲酰次乌头原碱					8-油酰-苯甲酰去氧乌头原碱	

1. 生附子的一级全扫描质谱

由于生物碱的质子化能力很强，在电喷雾一级全扫描质谱中能够有效排除干扰，得到较强的离子信号，所以可以直接对其乙醇提取液进行分析，鉴定其中的生物碱成分。图 5-22 是生附子乙醇提取物的电喷雾一级全扫描质谱，可分为 m/z 600 ~ m/z 700 和 m/z 800 ~ m/z 900 两个区域。在第一区域，m/z 616、m/z 632、m/z 630、m/z 646 和 m/z 648 分别对应质子化的次乌头碱、中乌头碱、去氧乌头碱、乌头碱和 10-OH- 中乌头碱。此外，还清楚地检测到了 10-OH- 乌头碱（10-OH-AC）（m/z 662）。第二区域的离子峰对应一系列脂型生物碱，进一步的结构表征需依赖于串联质谱。

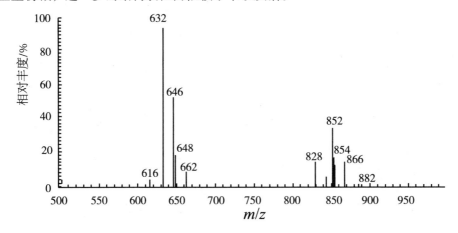

图 5-22　生附子乙醇提取物的 ESI-MS 谱图

2. 双酯型生物碱的质谱断裂规律

由图 5-21 可知，对所有双酯型生物碱，乙酰基、苯甲酰基、甲氧基和羟基是二萜骨架上的 4 种取代基，在串联质谱中分别丢失 60，122，32，18 Da，对应消除乙酸（AcOH，60 Da）、苯甲酸（BzOH，122 Da）、甲醇（CH_3OH，32 Da）和水分子（H_2O，18 Da）。6 种双酯型生物碱的二级串联质谱数据如表 5-9 所示，归纳为以下质谱特征：①对于所有生物碱，[MH-AcOH]$^+$ 都为基峰，表明 C-8 是活性位点，从 C-8 位丢失一分子乙酸很容易发生。②除 [MH-CH_3OH]$^+$ 外，还观察到一系列丰度较低的离子，包括 [MH-AcOH-CH_3OH]$^+$、[MH-AcOH-CH_3OH-CO]$^+$ 和 [MH-AcOH-2CH_3OH]$^+$。[MH-AcOH-CH_3OH-CO]$^+$ 的形成表明乙酸的消除是发生在 C-8 和 C-15 之间（图 5-23）。③ C-3 位为羟基的乌头碱、中乌头碱、10-OH- 乌头碱和 10-OH- 中乌头碱，观察到 [MH-H_2O]$^+$、[MH-CH_3OH-H_2O]$^+$ 和 [MH-AcOH-CH_3OH-H_2O]$^+$，因此这三种离子可看成是 C-3 位羟基的特征断裂。④从 N-CH_3 到 N-C_2H_5 或 C-3 和 C-10 位从 -H 到 -OH 的改变，明显提高了母离子 [M+H]$^+$ 的相对丰度，提示母离子的稳定性随着分子质量的增大而增大。

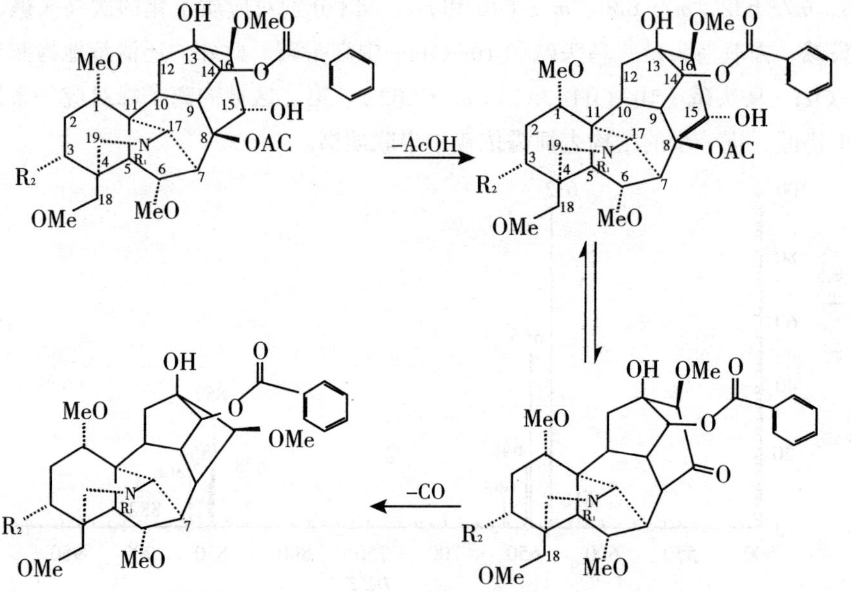

图 5-23　双酯型生物碱二级串联质谱中消除 CO 途径

表5-9　6种双酯型生物碱的二级串联质谱[m/z（相对丰度）]（CID28/%）

相对丰度%

碎片离子	HA	DA	MA	AC	10-OH-MA	10-OH-AC
MH⁺	616（18）	630（30）	632（24）	646（42）	648（＜30）	662（60）
[MH−18]⁺	—	—	614（2）	628（1）	630（3）	644（2）
[MH−32]⁺	584（16）	598（4）	600（4）	614（3）	616（8）	630（6）
[MH−32−18]⁺	—	—	582（5）	596（2）	598（10）	612（8）
[MH−60]⁺	556（100）	570（100）	572（100）	586（100）	588（100）	602（100）
[MH−60−18]⁺	—	—	554（1）	568（1）	570（2）	584（1）
[MH−60−32]⁺	524（6）	538（5）	540（4）	554（3）	556（4）	572（4）
[MH−60−32−18]⁺	—	—	522（2）	536（1）	538（2）	552（1）
[MH−60−32−28]⁺	496（2）	510（1）	512（3）	526（3）	528（2）	542（1）

续表 5-9

碎片离子	HA	DA	MA	AC	10-OH-MA	10-OH-AC
[MH-60-32-32]⁺	492（＜1）	506（＜1）	508（＜1）	522（＜1）	524（1）	538（＜1）

为进一步了解乌头碱类生物碱的断裂途径，选择 6 种双酯型生物碱的 [MH-AcOH]⁺（[MH-60]⁺）进行三级串联质谱分析（表 5-10）。除中乌头碱外，其他生物碱的 [HA+H-AcOH]⁺ 同时失去一分子 CO 和一分子 CH₃OH 生成的 [（MH-60）-CH₃OH-CO]⁺ 都为基峰。一些主要的碎片离子（大于 5%）是 [（MH-60）-CH₃OH]⁺、[（MH-60）-2CH₃OH]⁺、[（MH-60）-2CH₃OH-CO]⁺ 和 [（MH-60）-218]⁺。仅凭这些数据难以解释 [（MH-60）-218]⁺ 是如何形成的，而一系列丰度较低但非常重要的碎片离子的存在，有助于解决上述问题。例如，在 m/z 556 离子的三级串联质谱图中，发现了 [（HA+H-60）-2CH₃OH]⁺（m/z 492）、[（HA+H-60）-3CH₃OH]⁺（m/z 460）、[（HA+H-60）-CH₃OH-CO-H₂O]⁺（m/z 478）、[（HA+H-60）-2CH₃OH-CO-H₂O]⁺（m/z 446）、[（HA+H-60）-3CH₃OH-CO]⁺（m/z 432）、[（HA+H-60）-154]⁺（m/z 402）、[（HA+H-60）-186]⁺（m/z 370）和 [（HA+H-60）-218-28]⁺（m/z 310）。注意到 m/z 154、m/z 186 和 m/z 218 之间相差 32 Da，对应于一分子甲醇，而 m/z 154 对应的分子质量与 32 Da 之间相差 122 Da，是苯甲酸的分子质量，因此是 m/z 556 离子连续丢失三分子甲醇和一分子苯甲酸得到 m/z 338 离子。该结论也被 m/z 492 和 m/z 460 离子的串联质谱所证实（图 5-24），这两个离子进一步断裂也生成了 m/z 338 离子。

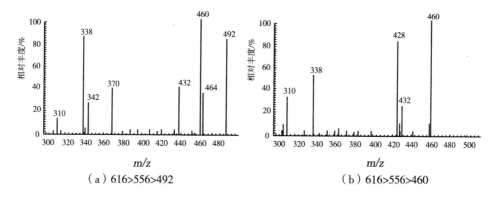

（a）616>556>492　　　　　　　　　　（b）616>556>460

图 5-24　[HA+H]⁺ m/z 616 的 ESI-MS⁴ 谱图

表5-10　[MH-60]⁺的三级串联质谱[m/z（相对丰度）]（CID 27%）

相对丰度/%

碎片离子	HA	DA	MA	AC	10-OH-MA	10-OH-AC
[MH-60]⁺	556（8）	570（20）	572（10）	586（30）	588（18）	602（36）
[（MH-60）-18]⁺	—	—	554（5）	568（4）	570（4）	584（4）
[（MH-60）-32]⁺	524（100）	538（85）	540（66）	554（50）	556（90）	570（65）
[（MH-60）-32-18]⁺	—	—	522（28）	536（16）	538（50）	552（36）
[（MH-60）-32-28]⁺	496（80）	510（100）	512（100）	526（100）	528（100）	542（100）
[（MH-60）-32-32]⁺	492（8）	506（5）	508（8）	522（3）	524（10）	538（5）
[（MH-60）-32-28-18]⁺	478（<1）	492（<1）	494（1）	508（<1）	510（1）	524（1）
[（MH-60）-32-32-18]⁺	—	—	490（6）	504（2）	506（3）	520（2）
[（MH-60）-32-32-28]⁺	464（6）	478（5）	480（6）	494（5）	496（2）	510（2）
[（MH-60）-32-32-32]⁺	460(1)	474（11）	476（1）	490（<1）	492（1）	506（1）
[（MH-60）-32-32-28-18]⁺	445（<1）	—	462（2）	476（2）	478（3）	492（2）

[（MH-60）-32-32-32-18]+	—	—	458（<1）	472（<1）	474（1）	488（<1）
[（MH-60）-32-32-32-28]+	432（1）	445（<1）	448（<1）	462（<1）	—	—
[（MH-60）-32-122]+	402（1）	416（1）	418（<1）	—	434（2）	448（<1）
[（MH-60）-32-122-18]+	—	—	400（<1）	—	416（3）	430（1）
[（MH-60）-32-122-28]+	374（1）	388（1）	390（1）	404（1）	406<1	420（2）
[（MH-60）-32-122-32]+	370（1）	384（<1）	386（<1）	—	402（1）	416（<1）
[（MH-60）-32-122-32-18]+	—	—	—	—	384（2）	398（1）
[（MH-60）-32×3-122-218]+	338（18）	352（16）	354（16）	368（18）	370（18）	384（8）
[（MH-60）-32×3-122-18]+	—	—	336（4）	350（<2）	352（5）	366（2）

　　另一方面，结构的差别继续反映在它们的三级串联质谱中。首先，对于次乌头碱和去氧乌头碱，只观察到了一个很弱的失水离子峰 [（MH-60）-32-28-18]$^+$，然而，对于另外 4 种生物碱，产生了更多与失水有关的离子峰。其次，对于次乌头碱和去氧乌头碱，产生 [（MH-60）-3CH$_3$OH-BzOH-CO]$^+$，而对另外 4 种双酯型生物碱，产生 [（MH-60）-3CH$_3$OH-BZ0H-H$_2$O]$^+$，表明 C-3 羟基在 MS^3 中也有显著影响。由于 C-10 羟基的存在，从 10-OH- 乌头碱和 10-OH- 中乌头碱的 [MH-AcOH]$^+$ 中同时失去甲醇和水的概率大于乌头碱和中乌头碱。而母离子的丰度仍随分子质量的增加而增大。

　　碎片离子 [MH-AcOH-CH$_3$OH-CO]$^+$（即 [MH-60-32-28]$^+$）的四级串联质谱如表 5-11 所示。消除甲醇、水、苯甲酸或同时失去它们中的任何一个和甲醇是所有可能的断裂途径。除去氧乌头碱外，[（MH-60-32-28）-CH$_3$OH]$^+$ 作为基峰离子被检测。值得注意的是，对次乌头碱和去氧乌头碱，观察到了明显的失水峰，提示 C-13 位羟基在 MS^4 中失去。此外，m/z 528 和 m/z 542 离子在 MS^4 中的高丰度 [（MH-60-32-28）-CH$_3$OH-H$_2$O]$^+$，表明 C-10 羟基的存在。与以上顺序相反，对于次乌头碱和去氧乌头碱，母离子 [MH-AcOH-CH$_3$OH-CO]$^+$ 分别作为基峰和第二强峰离子被检测，表明 C-3 连接氢时 [MH-AcOH-CH$_3$OH-CO]$^+$ 的稳定性更高。

表5-11 [MH-AcOH-CH₃OH-CO]⁺（[MH-60-15-28]⁺）的四级串联质谱[m/z（相对丰度）]（CID25/%）

相对丰度%

碎片离子	HA	DA	MA	AC	10-OH-MA	10-OH-AC
[MH-60-32-28]⁺	496（80）	510（100）	512（8）	526（14）	528（8）	542（30）
[（MH-60-32-28）-18]⁺	478（36）	492（10）	494（16）	508（8）	510（18）	524（60）
[（MH-60-32-28）-32]⁺	464（100）	478（50）	480（100）	494（100）	496（100）	510（100）
[（MH-60-32-28）-32-18]⁺	446（16）	460（5）	462（20）	476（10）	478（42）	492（80）
[（MH-60-32-28）-32-32]⁺	432（5）	446（2）	448（2）	462（1）	464（3）	478（5）
[（MH-60-32-28）-122]⁺	374（65）	388（36）	390（40）	404（26）	406（18）	420（65）
[（MH-60-32-28）-122-32]⁺	342（10）	356（8）	—	—	374（1）	388（4）

[MH-AcOH-3CH$_3$OH-BzOH]$^+$（即 [MH-60-3×32-122]$^+$）的四级串联质谱列于表 5-12。对于所有双酯型生物碱，[（MH-60-3×32-122）-CO]$^+$和 [（MH-60-3×15-122）-CH$_3$OH]$^+$是共同的碎片离子，奇数离子 m/z 295 非常重要，因为它表明次乌头碱和去氧乌头碱的 N-CH$_3$ 和 N-C$_2$H$_5$ 以自由基的形式失去，继续失去一分子甲醇则得到 m/z 263 离子。对于中乌头碱和乌头碱，失去 44Da 是特征断裂，可能为 CO$_2$ 或 C$_2$H$_4$。

以上结果表明，双酯型生物碱在二级串联质谱中失去 CH$_3$COOH，进而在三级和四级质谱中失去 CH$_3$OH、CO、BzOH、H$_2$O 和 CH$_3$ 或 C$_2$H$_5$，是低能 CID 下所有可能的断裂途径（CH$_3$ 和 C$_2$H$_5$ 是连在 N 上的基团），以上结论也被 Yan 等利用超高压液相色谱 – 高分辨质谱的研究结果所证明。

3.脂型生物碱的质谱断裂规律

以三种合成的脂型生物碱 8- 棕榈酰 – 苯甲酰中乌头原碱、8- 亚油酰 – 苯甲酰次乌头原碱和 8- 油酰 – 苯甲酰乌头原碱为例说明脂型生物碱的质谱断裂规律。如图 5-25（a）~图 5-25（c）所示，除失去脂肪酸（256，280，282 Da）而不是乙酸外，它们在二级串联质谱中的断裂规律分别与中乌头碱、次乌头碱和乌头碱相同，可以推测进一步的三级和四级串联质谱断裂规律也相同。

4.生附子中脂型生物碱的串联质谱

与合成的脂型生物碱相比，生附子醇提物中脂型生物械的二级串联质谱 [图 5-25（d）~ 图 5-25（h）] 在以下两方面存在不同。

（1）对很多母离子，检测到不止一个丢失脂肪酸的子离子。例如，在 m/z 866 离子的 MS^2 中 [图 5-25（d）]，检测到 m/z 586 和 m/z 572，如上所述，m/z 572 离子不能从 8- 亚油酰 – 苯甲酰乌头原碱中生成，一个可能和简单的解释是从母离子中消除了一个十九碳二烯酸，即 m/z 866 离子由两种脂型生物碱组成：8- 亚油酰 – 苯甲酰乌头原碱和 8- 十九碳二烯酰 – 苯甲酰中乌头原碱。

类似地 m/z828 的 ESI-MS^2 中存在 m/z 586 和 m/z 572 两种离子 [图 5-25（e）]，分别对应丢失的 242 Da 和 256Da，表明存在 8- 十五碳酰 – 苯甲酰乌头原碱和 8- 棕榈酰 – 苯甲酰中乌头原碱。m/z 868 的 MS^2 中存在 m/z 588、m/z 586 和 m/z 572 三种离子 [图 5-25（f）]，分别对应丢失的 28，282，312 Da，表明存在 8- 亚油酰 -10-OH- 苯甲酰中乌头原碱、8- 油酰 – 苯甲酰乌头原碱和 8- 二十碳酰 – 苯甲酰中乌头原碱。

表5-12 [MH-AcOH-3CH₃OH-BzOH]⁺（[MH-60-3×32-122]⁺）的四级串联质谱[m/z（相对丰度）]（CID>22%）

相对丰度/%

碎片离子	HA	DA	MA	AC	10-OH-MA	10-OH-AC
[MH-60-3×32-122]⁺	338（10）	352（18）	354（20）	368（35）	370（20）	384（24）
[（MH-60-3×32-122）-18]⁺	—	—	336（94）	350（85）	352（100）	366（100）
[（MH-60-3×32-122）-28]⁺	310（72）	324（70）	326（20）	340（46）	342（18）	356（36）
[（MH-60-3×32-122）-32]⁺	306（60）	320（60）	322（100）	336（100）	338（40）	352（50）
[（MH-60-3×32-122）-44]⁺	—	—	310（80）	324（70）	—	—
[（MH-60-3×32-122）-28-15]⁺	295（60）	—	—	—	—	—
[（MH-60-3X32-122）-28-15-32]⁺	263（100）	—	—	—	—	—
[（MH-60-3×32-122）-28-18]⁺	—	—	308（40）	322（46）	—	—
[（MH-60-3×32-122）-32-18]⁺	—	—	304（50）	318（22）	320（30）	334（26）
[（MH-60-3×32-122）-28-29]⁺	—	295（50）	—	—	—	—
[（MH-60-3×32-122）-28-29-32]⁺	—	263（100）	—	—	—	—

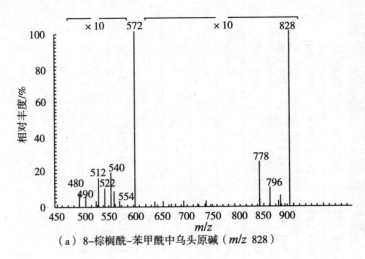

（a）8-棕榈酰-苯甲酰中乌头原碱（*m/z* 828）

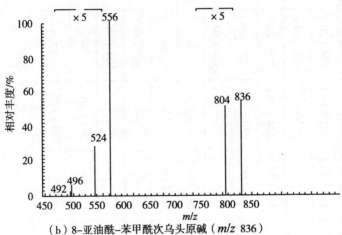

（b）8-亚油酰-苯甲酰次乌头原碱（*m/z* 836）

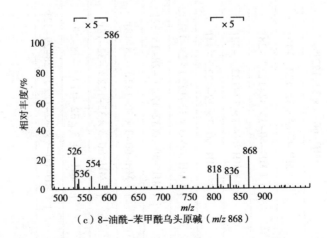

（c）8-油酰-苯甲酰乌头原碱（*m/z* 868）

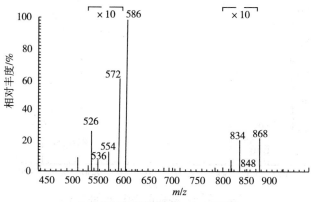

（d）附子乙醇提取物中*m/z* 866离子

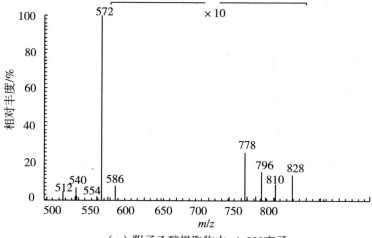

（e）附子乙醇提取物中*m/z* 828离子

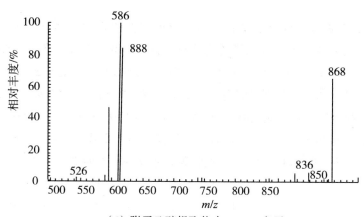

（f）附子乙醇提取物中*m/z* 868离子

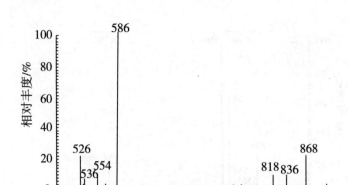

（g）附子乙醇提取物中 *m/z* 882 离子

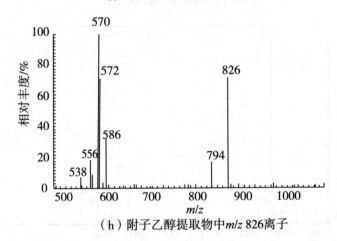

（h）附子乙醇提取物中 *m/z* 826 离子

图 5-25　脂型生物碱的 ESI-MS² 谱图

（2）串联质谱还可以表征在全谱中丰度很低的脂型生物碱。例如，在图5-25 中 *m/z* 882 和 *m/z* 826 离子的信号非常弱，但串联质谱很清晰，如图 5-25（g）和图 5-25（h）所示。在图 5-25（g）中，*m/z* 882 离子产生 *m/z* 602、*m/z* 586和 *m/z* 572 3 种离子，分别对应丢失的 280，296，310 Da，表明 *m/z* 882 由 3 种质子化的生物碱组成：8-亚油酰 -10-OH- 苯甲酰乌头原碱、8-十九碳 - 烯酰 -苯甲酰乌头原碱和 8- 二十碳 - 烯酰 - 苯甲酰中乌头原碱。从 *m/z* 826 离子的串联质谱中 [图 5-25（h）]，发现 4 种脂型生物碱：8-十四碳 - 烯酰 - 苯甲酰乌头原碱、8- 棕榈油酰 - 苯甲酰中乌头原碱、8- 棕榈酰 - 苯甲酰去氧乌头原碱和 8- 十七碳酰 - 苯甲酰次乌头原碱。所有具有相同子离子的脂型生物碱列于表5-13。

表5-13　利用ESI-MS^{n}技术从附子中识别的脂型生物碱

母核碎片离子（m/z）	中性丢失/Da	母离子（m/z）	脂型生物碱
572	240	812	8- 十五碳烯酰 – 苯甲酰中乌头原碱
	242	814	8- 十五碳酰 – 苯甲酰中乌头原碱
	254	826	8- 十六碳烯酰 – 苯甲酰中乌头原碱
	256	828	8- 棕榈酰 – 苯甲酰中乌头原碱
	270	842	8- 十七碳酰 – 苯甲酰中乌头原碱
	278	850	8- 亚麻酰 – 苯甲酰中乌头原碱
	280	852	8- 亚油酰 – 苯甲酰中乌头原碱
	282	854	8- 油酰 – 苯甲酰中乌头原碱
	294	866	8- 十九碳二烯酰 – 苯甲酰中乌头原碱
	296	868	8- 十九碳烯酰 – 苯甲酰中乌头原碱
	308	880	8- 二十碳二烯酰 – 苯甲酰中乌头原碱
	310	882	8- 二十碳烯酰 – 苯甲酰中乌头原碱
586	240	826	8- 十五碳烯酰 – 苯甲酰乌头原碱
	242	828	8- 十五碳酰 – 苯甲酰乌头原碱
	254	840	8- 十六碳烯酰 – 苯甲酰乌头原碱
	256	842	8- 棕榈酰 – 苯甲酰乌头原碱
	270	856	8- 十七碳 – 苯甲酰乌头原碱
	278	864	8- 亚麻酰 – 苯甲酰乌头原碱
	280	866	8- 亚油酰 – 苯甲酰乌头原碱
	282	868	8- 油酰 – 苯甲酰乌头原碱
	294	880	8- 十九碳二烯酰 – 苯甲酰乌头原碱
	296	882	8- 十九碳烯酰 – 苯甲酰乌头原碱
556	242	798	8- 十五碳酰 – 苯甲酰次乌头原碱
	270	826	8- 十七碳酰 – 苯甲酰次乌头原碱
	256	812	8- 棕榈酰 – 苯甲酰次乌头原碱

续表 5-13

母核碎片离子（m/z）	中性丢失 /Da	母离子（m/z）	脂型生物碱
556	278	834	8- 亚麻酰 – 苯甲酰次乌头原碱
	280	836	8- 亚油酰 – 苯甲酰次乌头原碱
	282	838	8- 油酰 – 苯甲酰次乌头原碱
570	256	826	8- 棕榈酰 – 苯甲酰去氧乌头原碱
	278	848	8- 亚麻酰 – 苯甲酰去氧乌头原碱
	280	850	8- 亚油酰 – 苯甲酰去氧乌头原碱
588	256	844	8- 棕榈酰 –10–OH– 苯甲酰中乌头原碱
	280	868	8- 亚油酰 –10–OH– 苯甲酰中乌头原碱
	282	870	8- 油酰 –10–OH– 苯甲酰中乌头原碱
602	256	858	8- 棕榈酰 –10–OH– 苯甲酰乌头原碱
	278	880	8- 亚麻酰 –10–OH– 苯甲酰乌头原碱
	280	882	8- 亚油酰 –10–OH– 苯甲酰乌头原碱

综上所述，乌头碱类生物碱在电喷雾电离条件下形成质子化分子，丢失乙酸或长链脂肪酸是它们在 ESI-MS^2 中的基峰，在 ESI-MS^3-ESI-MS^4 中，继续失去一系列 CH_3OH、CO、BzOH 和 H_2O，二萜骨架上 C-3 和 C-10 由氢到羟基引起各级串联质谱中产生新的脱水峰或一些脱水峰的丰度增加，N–CH_3 或 N–C_2H_5 对串联质谱无显著影响。

第四节　五味子的电喷雾质谱分析

一、五味子的研究概况

木兰科植物五味子的干燥成熟果实习惯上称为北五味子，是著名的滋补性中药，因其果实甘、酸、辛、苦、咸五味俱全，故名五味子。它具有收敛固涩、益气生津、补肾宁心等多种功效。木兰科植物华中五味子的干燥成熟果实习惯上称为南五味子，功效与北五味子相似。

　　五味子以果实和种子入药。迄今国内外已对 20 余种五味子科植物进行了研究，分离鉴定出 200 余种成分，其中 150 种为木脂素类化合物，还含有萜类、有机酸类、柠檬醛、叶绿素、甾醇、维生素 C、维生素 E、糖类、树脂和鞣质及铁、锰、硅、磷等矿物质。

　　北五味子中的木脂素成分属于联苯环辛烯类，主要有五味子醇甲（schisandrin），五味子甲素（deoxyschizandrin），五味子乙素（schisandrin B），五味子丙素（schisandrin C），五味子醇乙（schisandrol B），五味子酯甲、乙、丙、丁、戊（schisantherin A、B、C、D、E），γ - 五味子素（γ-schizandrin），五味子酚（schisanhenol）等（见表 5-14）。而南五味子中除联苯环辛烯类木脂素外，尚含有二芳基丁烷类、芳基四氢萘和四氢呋喃类木脂素成分。

　　五味子茎叶、果实和种子均含有丰富的挥发油，即萜类化合物。五味子的有机酸类成分主要有原儿茶酸（protocatechuic acid）、奎尼酸（quinic acid）、苹果酸（malic acid）、柠檬酸（citric acid）和酒石酸（tartaric acid）等。它还含有游离脂肪酸，如油酸、亚油酸、硬脂酸、棕榈酸、棕榈油酸和肉豆蔻酸等。

　　丛浦珠等通过低分辨和高分辨的电子轰击质谱及亚稳分析，对 23 种从五味子科植物中分离的联苯环辛烯类木脂素化合物进行了质谱裂解规律研究，总结了它们在电子电离质谱条件下的质谱特征。陈业高等对五味子中 5 类主要木脂素成分的 EI-MS 特征进行了研究，总结出各类木脂素成分质谱裂解方式的异同。He 等应用 HPLC-ESI-MS 法分析鉴定了北五味子中 15 个联苯环辛烯类木脂素成分。袁军等利用 HPLC-ESI-MS 分析确定了南五味子种子中 6 种联苯环辛烯类木脂素成分。

二、五味子的 ESI-MS^n 研究

1. 木脂素对照品的 ESI-MS^n 研究

　　木脂素对照品的结构式如图 5-26 所示，其电喷雾多级串联质谱（ESI-MS^n）如图 5-27 所示。五味子醇甲在一级质谱中的准分子离子为 [M+H]$^+$（m/z 433）和失水峰 [M+H-H$_2$O]$^+$（m/z 415），m/z 433 离子在二级串联质谱中产生 m/z 415 离子，表明五味子醇甲的 C-7 位羟基易失去而产生失水的碎片离子，并在 C-7 和 C-8 之间形成双键使整个分子处于较稳定的对称结构。[M+H-H$_2$O]$^+$ 在三级串联质谱条件下发生裂解产生一系列碎片离子，m/z 384 和 m/z 400 离子是由 m/z 415 离子分别失去 C-1 位上的甲氧基和甲基产生的，m/z 373 和 m/z 359 离子是由联苯环断裂失去 C$_3$H$_6$ 和 C$_4$H$_8$ 碎片产生的。在四级串联质谱中，m/z 384 离子分别

失去 C-14 位上的甲基和甲氧基产生 m/z 369 和 m/z 353 离子；m/z 400 离子失去 C-14 位上的甲基产生 m/z 385 离子，失去 C-14 位的甲基后继续在 C-2 和 C-3 位失去一分子 CH_3OH 得到 m/z 353 离子。在五级串联质谱中，m/z 369 离子分别失去 C-13 位上的甲基和甲氧基产生 m/z 354 和 m/z 338 离子。在六级串联质谱中，m/z 338 离子分别失去 C-2 位上的甲基和甲氧基产生 m/z 323 和 m/z 307 离子。五味子醇甲的多级串联质谱裂解途径如图 5-28 所示。

表5-14　北五味子中的木脂素成分

化合物	R_1	R_2	R_3	M_w*
五味子酯甲	OBen	Me	OH	536
五味子乙素	H	H	Me	400
五味子甲素	H	Me	Me	416
五味子醇甲	OH	Me	Me	432
五味子醇乙	OH	–CH$_2$–	—	416

*重均分子量

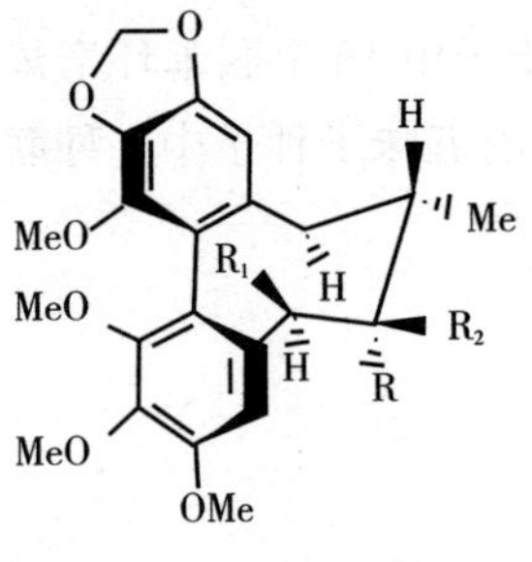

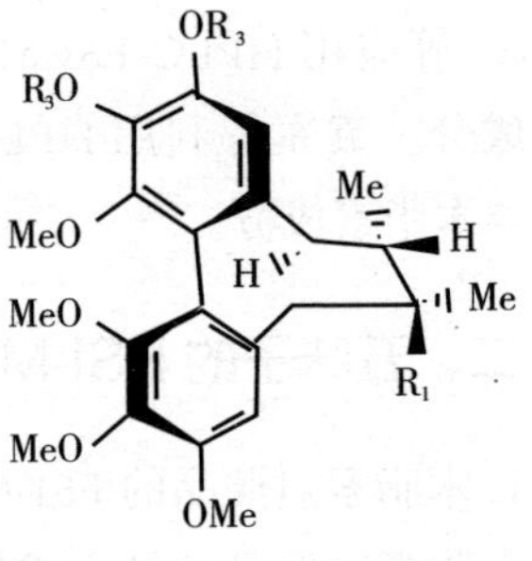

图 5-26　木脂素对照品的结构式

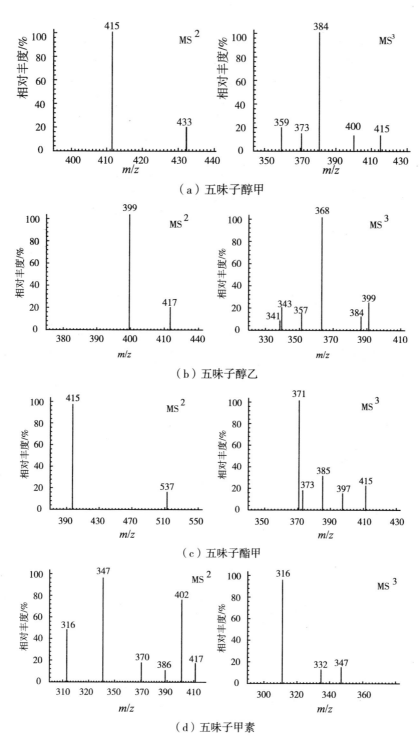

（a）五味子醇甲

（b）五味子醇乙

（c）五味子酯甲

（d）五味子甲素

图 5-27 五味子木脂素对照品的 ESI-MSⁿ 谱

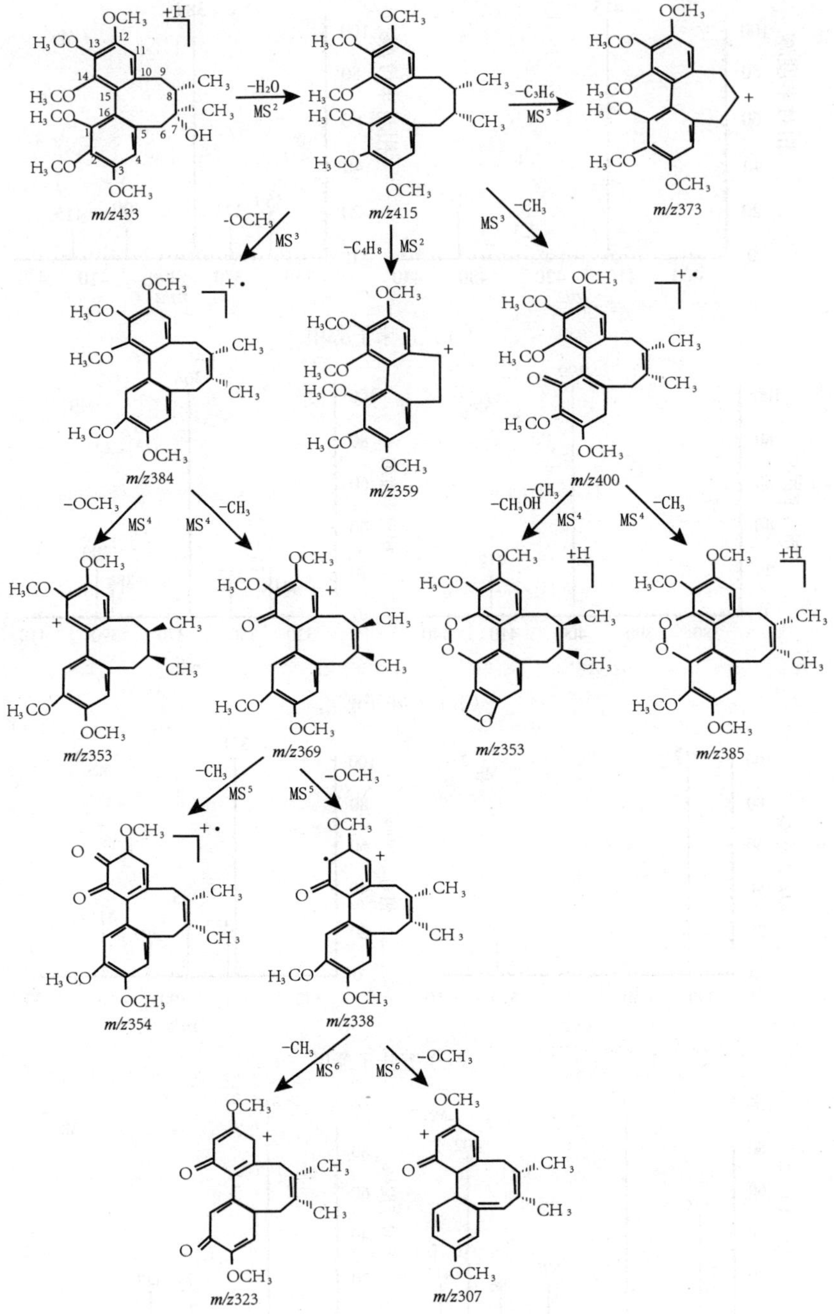

图 5-28　五味子醇甲的多级串联质谱裂解途径

　　五味子醇乙在一级质谱中存在准分子离子 [M+H]$^+$（m/z 417）和失水峰 [M+H–H$_2$O]$^+$（m/z 399），m/z 417 离子在二级串联质谱中产生 m/z 399 离子，表明五味子醇乙的 C–7 位羟基易失去产生失水的碎片离子，并在 C–7 和 C–8 之间形成双键使整个分子处于较稳定的对称结构。[M+H–H$_2$O]$^+$ 在三级串联质谱条件下发生裂解产生一系列碎片离子，m/z 368 和 m/z 384 是 m/z 399 离子分别失去 C–1 位上的甲氧基和甲基产生的，m/z 357 和 m/z 343 是联苯环断裂失去 C$_3$H$_6$ 和 C$_4$H$_8$ 碎片产生的，在 C–12 和 C–13 位，亚甲二氧基断裂丢失 CH$_2$O 和 CO 碎片产生 m/z 341 离子。在四级串联质谱中，m/z 368 离子分别失去 C–14 位上的甲基和甲氧基产生 m/z 353 和 337 离子；m/z 384 离子失去 C–14 位上的甲基产生 m/z 369 离子，失去 C–1 位的甲基后继续在 C–2 和 C–3 位失去一分子 CH$_3$OH 得到 m/z 337 离子。在五级串联质谱中，m/z 353 离子分别失去 C–2 位上的甲基和甲氧基产生 m/z 338 和 322 离子。在六级串联质谱中，m/z 322 离子分别失去 C–3 位上的甲基产生 m/z 307 离子，在 C–14 位失去一分子 CO 产生 m/z 294 离子；在 C–12 和 C–13 位亚甲二氧基断裂丢失 CH$_2$O 和 CO 碎片产生 m/z 264 离子。五味子醇乙的多级串联质谱裂解途径如图 5–29 所示。

　　五味子酯甲在一级质谱中存在准分子离子 [M+H]$^+$（m/z 537）和 [M+H–C$_6$H$_5$COOH]$^+$（m/z 415），m/z 537 离子在二级串联质谱中产生 m/z 415 离子，表明五味子酯甲的 C–6 位易失去一分子苯甲酸（122 Da）。[M+H–C$_6$H$_5$COOH]$^+$ 在三级串联质谱条件下发生裂解产生一系列碎片离子，m/z 371 是由 m/z 415 离子在 C–7 位失去一分子乙酸产生的，m/z 397 是由 m/z 415 离子 C–7 位羟基失水产生的，m/z 385 是由 m/z 415 离子在 C–1 位失去一分子甲醛产生的，m/z 373 是由 m/z 415 离子联苯环断裂失去 C$_3$H$_6$ 碎片产生的。在四级串联质谱中，m/z 371 离子分别失去 C–1 位上的甲基和甲氧基产生 m/z 356 和 m/z 340 离子；m/z 385 离子 C–7 位羟基失水产生 m/z 367 离子，失去 C–14 位的甲氧基产生 m/z 354 离子。在五级串联质谱中，m/z 340 离子在 C–14 位分别失去甲基和一分子甲醛产生 m/z 325 和 m/z 310 离子。在六级串联质谱中，m/z 325 离子在 C–2 位上分别失去甲基和一分子甲醛产生 m/z 310 和 m/z 295 离子；在 C–14 位失去一分子 CO 产生 m/z 297 离子；在 C–12 和 C–13 位亚甲二氧基断裂丢失 CH$_2$O 和 CO 碎片产生 m/z 267 离子。五味子酯甲的多级串联质谱裂解途径如图 5–30 所示。

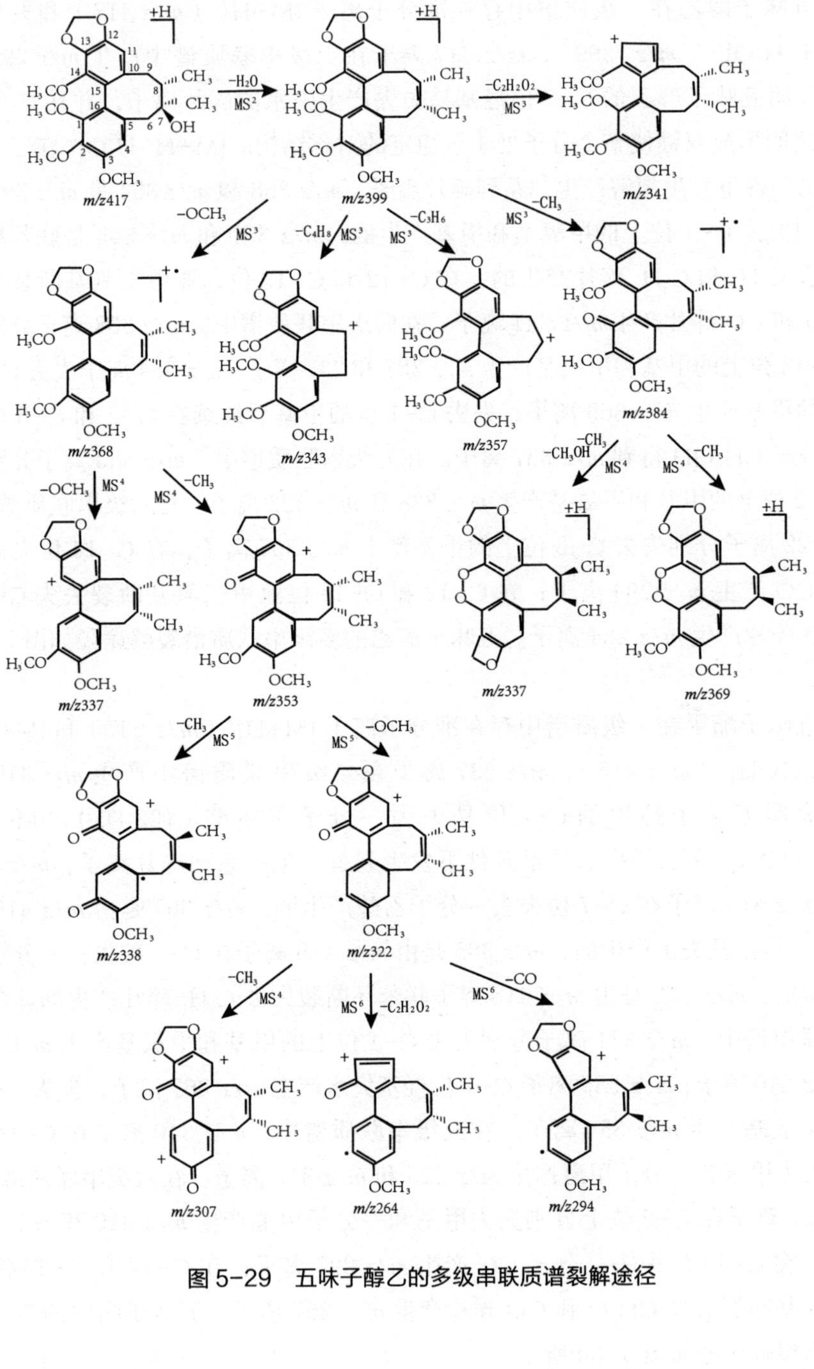

图 5-29 五味子醇乙的多级串联质谱裂解途径

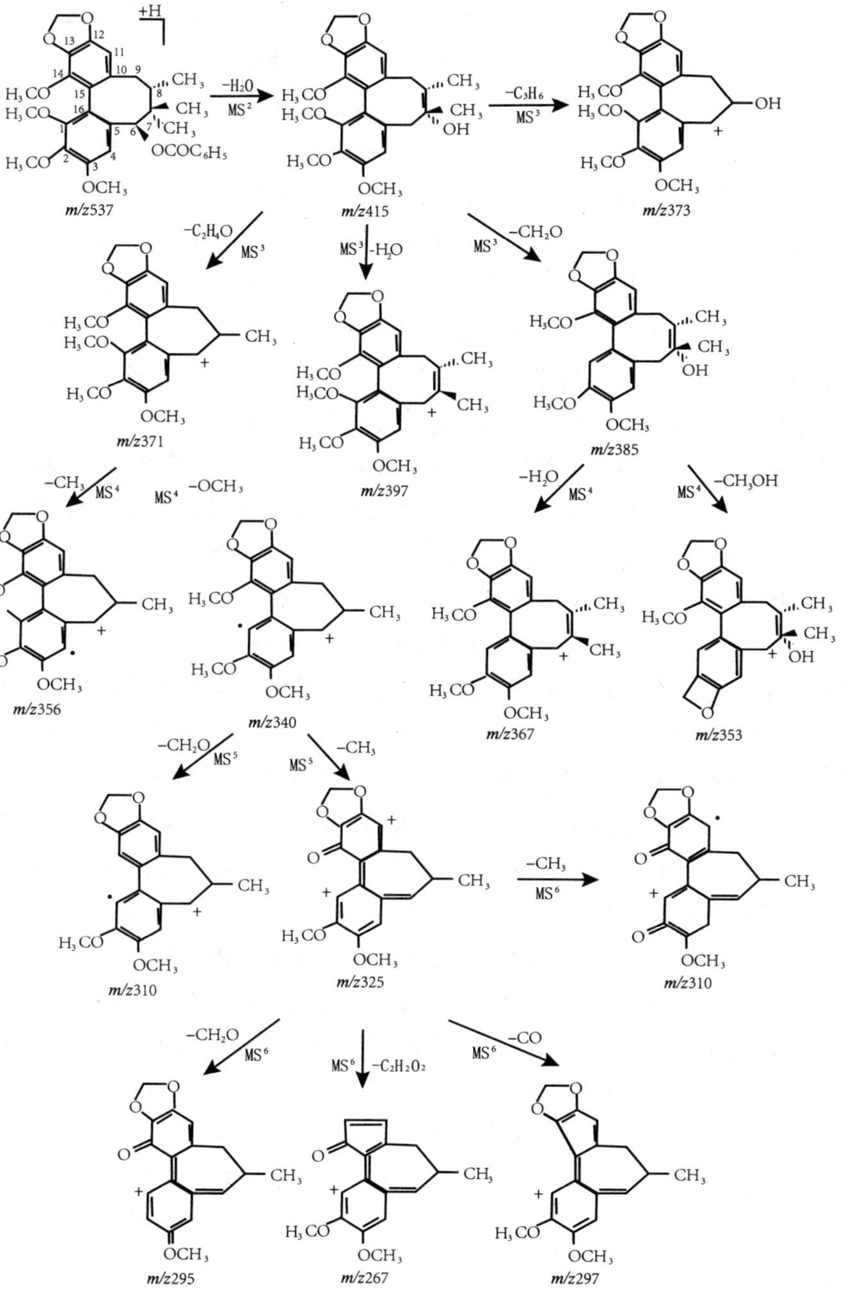

图 5-30　五味子酯甲的多级串联质谱裂解途径

五味子甲素在一级质谱中的准分子离子为 [M+H]$^+$（m/z 417），在二级串联质谱中发生裂解产生一系列碎片离子，其中 m/z 347 离子是 m/z 417 离子联苯环断裂

失去 C_5H_{10}。碎片产生的，m/z 316 离子是 m/z 417 离子联苯环断裂失去 C_5H_{10} 碎片后再失去 C-1 位上的甲氧基产生的，m/z 386 和 m/z 402 离子是 m/z 417 离子分别失去 C-1 位上的甲氧基和甲基产生的。在三级串联质谱中，m/z 347 离子分别失去 C-1 位上的甲基和甲氧基产生 m/z 332 和 m/z 316 离子。m/z 402 离子联苯环断裂分别失去 C_4H_9 和 C_4H_7 碎片产生 m/z 345 和 m/z 347 离子，m/z 371 和 m/z 387 离子是 m/z 402 离子分别失去 C-14 位上的甲氧基和甲基产生的，m/z 370 是 m/z 402 离子在 C-13 和 C-14 位丢失一分子甲醇产生的，m/z 355 是 m/z 402 离子失去 C-14 位上甲基后在 C-2 和 C-3 位丢失一分子甲醇产生的。在四级串联质谱中，m/z 316 离子分别失去 C-14 位上的甲基和甲氧基产生 m/z 301 和 m/z 285 离子。在五级串联质谱中，m/z 301 离子在 C-2 位分别失去甲基和甲氧基产生 m/z 286 和 m/z 227 离子，m/z 273 离子是 m/z 301 在 C-1 位失去一分子 CO 产生的，m/z 301 离子在 C-1 位失去一分子 CO 后在 C-2 位分别失去甲基和甲氧基产生 m/z 258 和 m/z 242 离子。在六级串联质谱中，m/z 242 离子在 C-13 位上失去甲基产生 m/z 227 离子。五味子甲素的多级串联质谱裂解途径如图 5-31 所示。

五味子乙素在一级质谱中存在准分子离子 $[M+H]^+$（ m/z 401 ），在二级串联质谱中产生一系列碎片离子，其中 m/z 331 是 m/z 401 离子由联苯环断裂失去 C_5H_{10} 碎片产生的，m/z 300 离子是由 m/z 417 离子联苯环断裂失去 C_5H_{10} 碎片后再失去 C-1 位上的甲氧基产生的，m/z 370 和 m/z 386 是由 m/z 401 离子分别失去 C-1 位上的甲氧基和甲基产生的，m/z 371 是由 m/z 401 离子在 C-1 位丢失一分子甲醛产生的。在三级串联质谱中，m/z 331 离子分别失去 C-1 位上的甲基和甲氧基产生 m/z 316 和 m/z 300 离子。另一个三级碎片离子 m/z 273 是由 m/z 331 离子的 C-12 和 C-13 位亚甲二氧基断裂丢失 CH_2O 和 CO 碎片产生的。m/z 386 离子联苯环断裂分别失去 C_4H_9 和 C_4H_7 碎片产生 m/z 329 和 m/z 331 离子，m/z 355 和 m/z 371 离子是由 m/z 386 离子分别失去 C-14 位上的甲氧基和甲基产生的，m/z 354 离子是由 m/z 386 离子在 C-2 和 C-3 位丢失一分子甲醇产生的，m/z 339 离子是由 m/z 386 离子失去 C-14 位上甲基后在 C-2 和 C-3 位丢失一分子甲醇产生的。在四级串联质谱中，m/z 300 离子分别失去 C-14 位上的甲基和甲氧基产生 m/z 285 和 m/z 269 离子。在五级串联质谱中，m/z 285 离子在 C-2 位分别失去甲基和甲氧基产生 m/z 270 和 m/z 254 离子，m/z 257 离子是由 m/z 285 离子在 C-1 位失去一分子 CO 产生的，m/z 285 离子在 C-1 位失去一分子 CO 后在 C-2 位失去甲基产生 m/z 242 离子，m/z 227 离子是 m/z 285 离子的 C-12 和 C-13 位亚甲二氧基断裂丢失 CH_2O 和 CO

碎片产生的。在六级串联质谱中，*m/z* 227 离子在 C-2 位上失去甲基产生 *m/z* 212 离子，在 C-1 位上失去 CO 碎片产生 *m/z* 199 离子。五味子乙素的多级串联质谱裂解途径如图 5-32 所示。

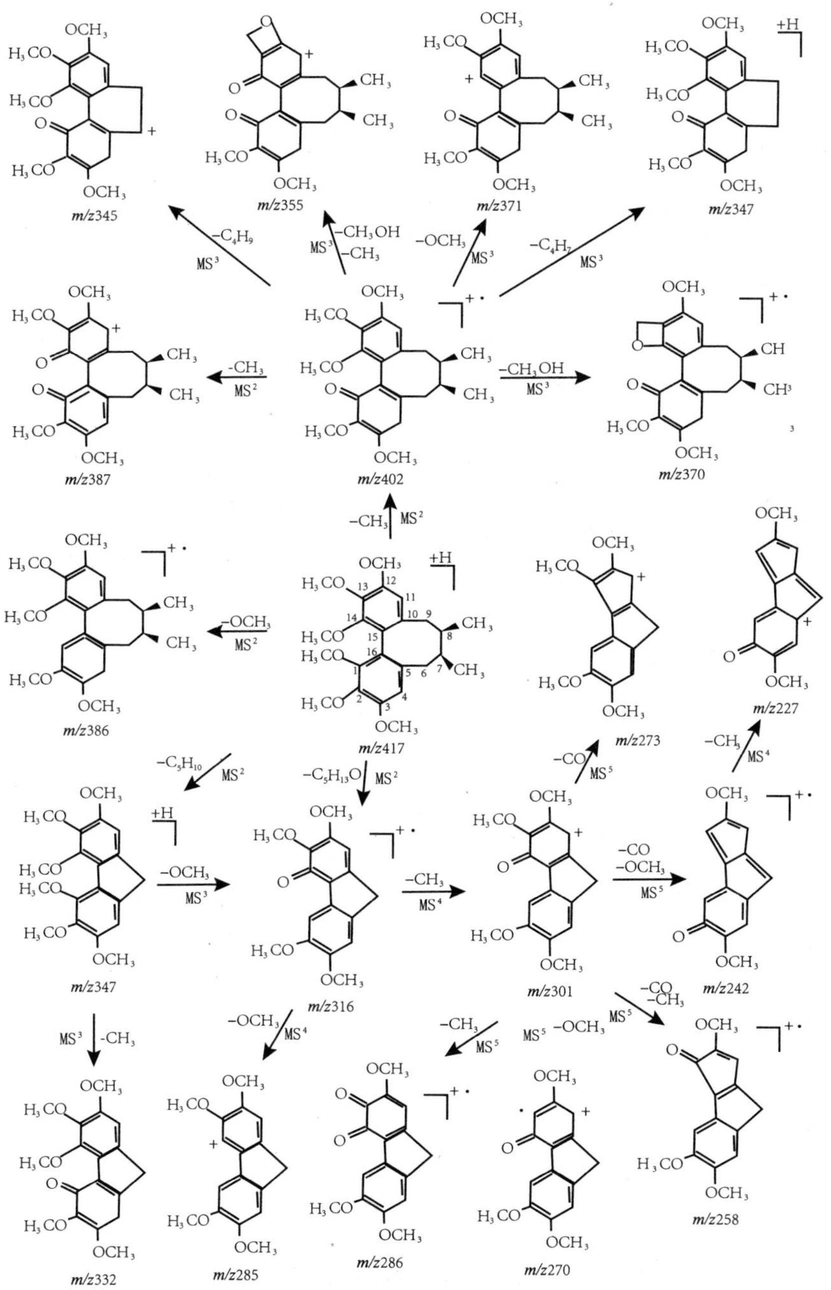

图 5-31 五味子甲素的多级串联质谱裂解途径

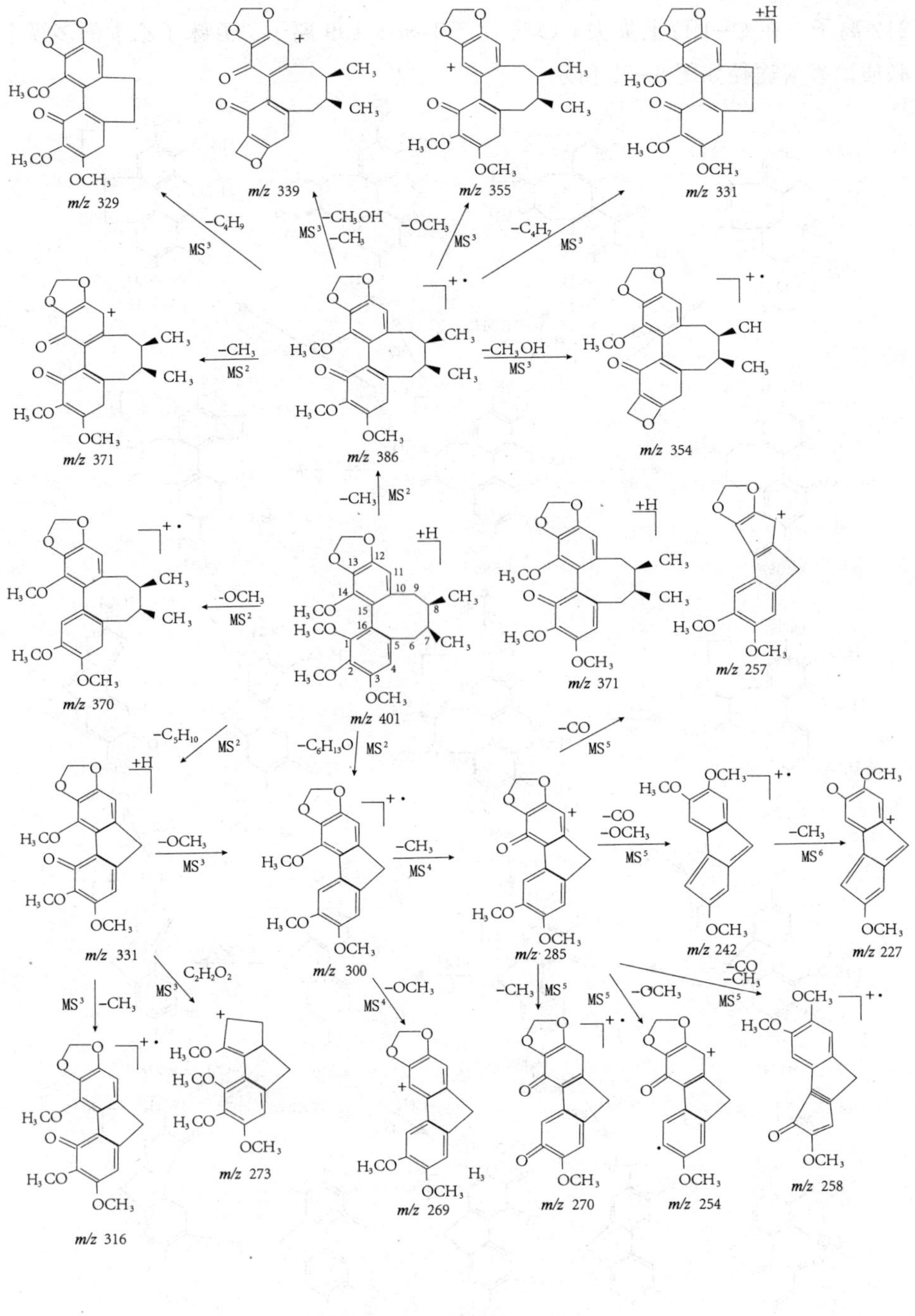

图 5-32 五味子乙素的多级串联质谱裂解途径

综上所述，5 种木脂素对照品表现出相似的质谱裂解特征，它们断裂的活性位置在 C-1、C-14 位及联苯八元环，此类化合物具有很多外围甲氧基取代，丢失甲氧基和甲基也是较普遍的裂解方式。五味子醇甲、五味子醇乙和五味子酯甲都含有 C-7 位羟基，易产生失水的碎片离子。五味子酯甲的 C-6 位易失去一分子苯甲酸。因此在联苯八元环存在羟基或酯基取代时，联苯八元环的断裂较优先，产生失水和失去一分子有机酸的碎片离子。五味子醇甲和五味子醇乙的裂解规律相似，唯一的不同是 C-12 和 C-13 位的取代基，在多级串联质谱条件下，亚甲二氧基断裂产生丢失 CH_2O 和 CO 的特征碎片。与此类似，五味子甲素和五味子乙素也具有相似的裂解规律，唯一的不同是多级串联质谱中亚甲二氧基断裂丢失 CH_2O 和 CO 碎片。上述裂解途径经过高分辨质谱数据的确证。以上 5 种木脂素对照品表现出的特征性的质谱裂解规律，为木脂素类成分的结构鉴定提供了重要依据。

2. 南、北五味子中化学成分的 ESI-MS^n 研究

（1）北五味子中木脂素类成分的 ESI-MS^n 研究。

北五味子粗提物中木脂素类成分的一级全扫描（ESI-MS）质谱图如图 5-33（b）所示，电喷雾多级串联质谱（ESI-MS^n）数据如表 5-15 所示，m/z 385、m/z 401 和 m/z 417 离子具有相似的质谱裂解途径。此三个离子的质荷比彼此相差 16，并且它们相应的碎片离子的质荷比同样相差 16。以 m/z 385 离子为例，在二级串联质谱产生一系列碎片离子，其中 m/z 315 是 m/z 385 离子联苯环断裂失去 C_5H_{10} 碎片产生的，m/z 354 和 m/z 370 离子是 m/z 385 离子分别失去 C-1 位上的甲氧基和甲基产生的。在三级串联质谱中，m/z 315 离子分别失去 C-1 位上的甲基和甲氧基产生 m/z 300 和 m/z 284 离子。此外，m/z 257 离子是 m/z 315 离子的亚甲二氧基断裂丢失 CH_2O 和 CO 碎片产生的，而 m/z 199 离子的产生则表明结构中另一个亚甲二氧基的存在。m/z 370 离子联苯环断裂分别失去 C_4H_9 和 C_4H_7 碎片产生 m/z 313 和 m/z 315 离子，m/z 339 和 m/z 355 离子是 m/z 370 离子分别失去 C-14 位上的甲氧基和甲基产生的，m/z 297 是 m/z 370 离子失去 C-14 位上甲基后亚甲二氧基断裂丢失 CH_2O 和 CO 碎片产生的。在四级串联质谱中，m/z 284 离子分别失去 C-14 位上的甲基和甲氧基产生 m/z 269 和 m/z 253 离子，在五级串联质进中，m/z 269 在 C-14 位失去一分子 CO 产生 m/z 241 离子，m/z 211 离子是 m/z 269 离子的亚甲二氧基断裂丢失 CH_2O 和 CO 碎片产生的。在六级串联质谱中，m/z 211 离子失去一分子 CO 产生 m/z 183 离子，m/z 153 是 m/z 211 离子的亚甲二氧基断裂丢失 CH_2O 和 CO 碎片产生的。综合以上分析，m/z 385 离子的裂解途径与对照品五味子甲素和五味子乙素相似，但在 m/z 385 离子的结构中含有两个亚甲二氧基团，即

C-2,3 和 C-12,13, 参照木脂素类化合物的结构，判断 m/z 385 离子所对应的化合物为五味子丙素。对于 m/z 401 离子，它的各级质谱碎片及裂解途径均与对照品五味子乙素一致，判断其所对应的化合物为五味子乙素。将 m/z 417 离子的多级串联质谱数据与对照品比较，发现其裂解途径与对照品五味子甲素一致，判断其所对应的化合物为五味子甲素。

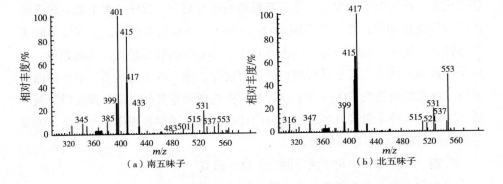

图 5-33　南五味子和北五味子的 ESI-MS^n 谱图

表5-15　北五味子甲醇提取物的正离子电喷雾多级串联质谱数据（m/z）

（%）

MS	MS²	MS³	MS⁴	MS⁵	MS⁶
385→	315（100）→	284（100）→	269（100）→	211（100）→	153（100）
	—	300（8）、257（15）、199（6）	253（19）	241（10）	183（4）
	370（58）→	313（100）、355（30）	—	—	—
	354（31）	297（8）、339（17）、315（20）	—	—	—
	331（100）→	300（100）→ 285（100）→		227（100）→	199（100）
401→	386（58）→	316（8）、273（15）	269（19）	257（10）	212（4）
	—	329（100）、371（30）、339（5）	—	270（7）	—
	370（31）	355（17）、354（22）、331（20）	—	254（6）、242（4）	—
417→	347（100）→	316（100）→	310（100）→	242（100）→	227（100）
	—	332（20）	285（33）	273（27）	—
	402（80）→	345（100）、387（80）、355（20）	—	286（19）	—
	386（19）	371（70）、370（75）、347（21）	—	270（13）	—
	399（15）→	368（100）、357（27）	—	258（20）	—
	—	384（33）、343（19）、347（21）	—	—	—

续表 5-15

417→	399→	368（100）→	353（100）→	322（100）→	264（100）
	—	343（18）、341（17）、357（25）→	337（37）	338（13）	294（28）
	—	384（35）→	369（100）	—	307（4）
	—	—	337（19）	—	—
433→	415（100）→	384（100）→	369（100）→	338（100）→	323（100）
	—	359（28）、373（25）→	353（36）	354（18）	307（9）
	—	400（30）→	385（100）	—	—
	—	—	353（15）	—	—
515→	415（100）→	371（100）→	340（100）→	325（100）→	310（100）
	—	397（20）、373（28）→	356（30）	310（22）	295（56）
	—	385（35）→	354（100）367（77）	—	267（27）
	—	—	—	—	297（31）
537→	415（100）→	370（100）→	340（100）→	325（100）→	310（100）
	—	397（13）、373（18）→	356（16）	310（25）	295（62）
	—	385（33）→	354（100）	—	267（25）
	—	—	367（82）	—	297（29）

531→	431（100）→	387（100）→	356（100）→	341（100）→	326（100）
	—	413（22）、389（24）	372（26）	326（21）	311（73）
	—	401（31）→	370（100）	—	313（29）
	—	—	383（87）	—	—
553→	431（100）→	387（100）→	356（100）→	341（100）→	326（100）
	—	413（19）、389（22）	372（24）	326（26）	311（74）
	—	401（30）→	370（100）	—	—
	—	—	383（82）	—	—
501→	483（100）→	383（100）→	368（100）→	337（100）→	322（100）
	—	441（28）、427（30）	352（37）	353（21）	306（15）
	—	452（35）→	352（100）	—	—
	—	—	421（20）	—	—

如表 5-15 所示，m/z 417 离子在二级串联质谱中同时失去一分子 H_2O 产生 m/z 399 离子，表明结构中 C-7 位羟基的

存在。并且此 m/z 399 离子与一级质谱中的 m/z 399 离子裂解途径一致，可判断二者为同一离子。对此 m/z 399 离子进行多级串联质谱研究，发现其裂解规律与对照品五味子醇乙一致，可判断其所对应的化合物为五味子醇乙。可见在北五味子中存在一对异构体结构的成分五味子甲素和五味子醇乙。m/z 433 离子在二级串联质谱中失去一分子 H_2O 产生 m/z 415 离子，并且此 m/z 415 离子的多级串联质谱裂解规律与对照品五味子醇甲一致，可判断其所对应的化合物为五味子醇甲。

如表 5-15 所示，m/z 515 离子在二级串联质谱中丢失 100 Da 中性碎片产生 m/z 415 离子，并且此 m/z 415 离子的多级串联质谱数据与对照品五味子酯甲的 m/z 415 离子一致，由此可以判断，m/z 515 离子与五味子酯甲的区别仅在于 C-6 位的酯基取代基不同。参照文献报道的木脂素类成分的结构，可以判断此 100 Da 中性碎片对应的是一分子当归酸或顺芷酸，它们是一对顺反异构体。因此，推测 m/z 515 离子所对应的化合物为五味子酯乙或五味子酯丙。m/z 537 离子在二级串联质谱中丢失 122 Da 中性碎片产生 m/z 415 离子，并且此 m/z 415 离子的多级串联质谱裂解规律与对照品五味子酯甲一致，可判断其所对应的化合物为五味子酯甲。m/z 531 离子在二级串联质谱中丢失 100 Da 中性碎片产生 m/z 431 离子，此 100 Da 中性碎片对应的是一分子当归酸或顺芷酸。对 m/z 431 离子进行多级串联质谱研究，其裂解规律与对照品五味子酯甲的 m/z 415 离子相似，不同之处在于 m/z 431 离子没有产生亚甲二氧基断裂丢失 CH_2O 和 CO 的特征碎片离子。由此可以判断，m/z 531 离子结构中不存在亚甲二氧基取代基，推测其所对应的化合物为当归酰戈米辛 Q 或顺芷酸五味辛 Q。m/z 553 离子在二级串联质谱中丢失 122 Da 中性碎片产生 m/z 431 离子，此 122 Da 中性碎片对应的是一分子苯甲酸。对 m/z 431 离子进行多级串联质谱研究，其裂解规律与 m/z 531 离子的 m/z 431 离子一致。由此可以判断，m/z 553 离子对应的化合物为五味子酯戊。

如表 5-15 所示，m/z 501 离子在二级串联质谱中失去一分子 H_2O 产生 m/z 483 离子，表明结构中羟基的存在。m/z 483 离子在三级串联质谱中丢失 100 Da 中性碎片产生 m/z 383 离子，此 100 Da 中性碎片对应的是一分子当归酸或顺芷酸，表明结构中酯基的存在。如果在 m/z 501 离子结构中羟基和酯基是处于相邻位置的，m/z 501 离子的裂解途径会与 m/z 531 离子相似，先丢失一分子有机酸后丢失一分子 H_2O，但 m/z 501 离子的串联质谱数据表明，在其结构中羟基和酯基不是处于相邻位置的。并且 m/z 383 离子的裂解途径与五味子醇甲的 m/z 384 离子相似，因此推测 m/z 501 离子所对应的化合物为当归酰戈米辛

H 或顺芷酸五味辛 H，羟基取代在 C-7 位和酯基取代在 C-14 位。

（2）南五味子中木脂素类成分的 ESI-MS^n 研究。

南五味子的 ESI-MS 谱图如图 5-32（a）所示 ESI-MS^n 数据如表 5-16 所示，m/z 417、m/z 515、m/z 531、m/z 537 和 m/z 553 离子的质谱裂解途径与木脂素对照品及已鉴定的北五味子中木脂素成分的质谱裂解途径对照，可判断它们对应的化合物分别为五味子甲素、五味子酯乙或五味子酯丙、当归酰戈米辛 Q 或顺芷酸五味辛 Q、五味子酯甲和五味子酯戊。

表5-16　南五味子甲醇提取物的正离子电喷雾多级串联质谱数据（m/z）

MS	MS²	MS³	MS⁴	MS⁵	MS⁶ (%)
417→	347（100）→	316（100）→	301（100）→	242（100）→	227（100）
		332（15）	285（35）	273（20）、286（18）	—
	402（75）→	345（100）、387（78）、355（25）	—	270（10）、258（22）	—
	386（14）	371（68）、370（87）、347（20）			
521→	399（100）→	355（100）→	324（100）→	309（100）→	251（100）
		381（28）	340（25）	294（18）	281（38）
		357（17）	297（30）	—	193（19）
		369（36）→	338（100）		—
			351（23）		
515→	415（100）→	371（100）→	340（100）→	325（100）→	310（100）
		397（16）、373（21）	356（15）	310（19）	295（58）
		385（30）→	353（100）	—	267（24）
			367（81）		297（33）

537	415（100）→	371（100）→	340（100）→	325（100）→	310（100）
	—	397（15）、373（20）→	356（16）	310（21）	295（63）
	—	385（31）→	353（100）	—	267（26）
	—	—	367（85）	—	297（31）
531→	431（100）→	387（100）→	356（100）→	341（100）→	326（100）
	—	413（18）、389（21）	372（19）	326（24）	311（68）
	—	401（32）→	370（100）	—	—
	—	—	383（83）	—	—
553→	431（100）→	387（100）→	356（100）→	341（100）→	326（100）
	—	413（20）、389（20）	372（17）	326（25）	311（70）
	—	401（31）→	370（100）	—	313（30）
	—	—	383（80）	—	—

如表 5-16 所示，m/z 521 离子在二级串联质谱中丢失 122 Da 中性碎片产生 m/z 399 离子，表明结构中 C-6 位存在苯甲酸酯基取代。此 m/z 399 离子与一级质谱中的 m/z 399 离子裂解途径一致，可判断二者为同一离子。并且此 m/z 399 离子的裂解途径与五味子酯甲的 m/z 415 离子相似，不同的是在四级串联质谱中丢失 CH_2O 和 CO 的特征碎片离子产生 m/z 297 离子，以及六级串联质谱中丢失 CH_2O 和 CO 的特征碎片离子产生 m/z 251 离子，这表明结构中亚甲二氧基取代基的存在。在六级串联质谱中同时产生 m/z 193 离子，丢失 CH_2O 和 CO 的特征碎片离子，表明结构中存在两个亚甲二氧基取代基。综合以上分析，m/z 521 离子对应的化合物为五味子酯丁。从南、北五味子中鉴定的木脂素结构式如表 5-17 所示。

表5-17　南、北五味子中木脂素结构

构型	化合物	R_1	R_2	R_3	R_4	—	—	—	—	M_w
R	五味子甲素	Me	Me	H	Me	—	—	—	—	416
	五味子醇甲	Me	Me	OH	Me	—	—	—	—	432
	五味子醇乙	-CH₂-		OH	Me	—	—	—	—	416
	当归酰戈米辛 H	Me	Me	OH	Ang	—	—	—	—	500
	顺芷酸五味辛 H	Me	Me	OH	Tig	—	—	—	—	500
S	五味子丙素	-CH₂-		-CH₂-		H	H	H	Me	384
	当归酰戈米辛 q	Me	Me	Me	Me	Me	OAng	Me	OH	530
	顺芷酸五味辛 Q	Me	Me	Me	Me	Me	OTig	Me	OH	530
	五味子酯甲	Me	Me	-CH₂-		OBen	H	Me	OH	536

续表 5-17

构型	化合物	R₁	R₂	R₃	R₄	—	—	—	—	M_w
S	五味子酯乙	Me	Me	–CH₂–		OAng	H	Me	OH	514
	五味子酯丙	Me	Me	–CH₂–		OTig	H	Me	OH	514
	五味子酯丁	–CH₂–		–CH₂–		OBen	H	Me	OH	520
	五味子酯戊	Me	Me	Me	Me	OBen	H	Me	OH	552

（3）北五味子和南五味子中有机酸类成分的 ESI-MS^n 研究。

利用 ESI-MS^n 技术，在负离子模式下对比研究了北五味子与南五味子中有机酸类化合物的质谱行为，北五味子与南五味子中有机酸类成分的 ESI-MS 图如图 5-34 所示。对其中的有机酸类化合物进行了归属鉴定，多级串联质谱裂解途径如图 5-35 所示。并对比了这两种相似中药中有机酸类成分的异同，为快速鉴定此类药材奠定了基础。

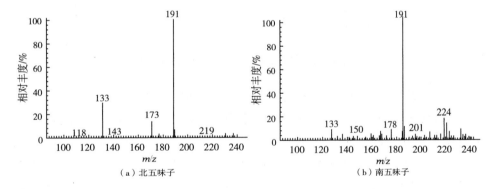

图 5-34　北五味子和南五味子中有机酸的 ESI-MS^n 谱图

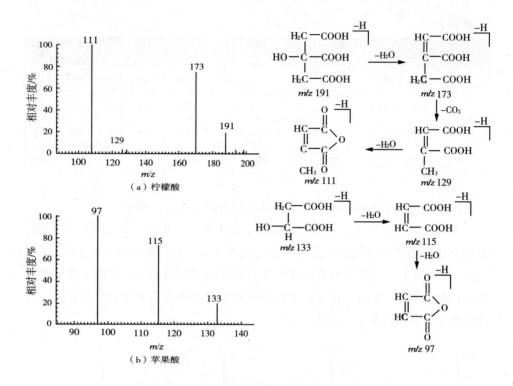

图 5-35　柠檬酸和苹果酸 ESI-MS^2 的裂解途径

　　有机酸类成分在 ESI-MS 负离子模式下给出 [M−H]$^-$（m/z 191），即分子质量为 192 Da，在 ESI-MS^n 条件下产生一系列碎片离子，其中 m/z 173 是 m/z 191 离子丢失一分子 H_2O 产生的，m/z 129 是 m/z 173 离子丢失一分子 CO_2 产生的，m/z 111 是 m/z 129 离子丢失一分子 H_2O 产生的，推断该化合物可能为柠檬酸。同样，[M−H]$^-$（m/z 133）对应化合物分子质量为 134 Da，在 ESI-MS^n 条件下产生一系列碎片离子，其中 m/z 115 是 m/z 133 离子丢失一分子 H_2O 产生的，m/z 97 是 m/z 115 离子丢失一分子 H_2O 产生的，推断该化合物可能为苹果酸。

　　应用 ESI-MS^n 技术，在正、负离子模式下，对北五味子与南五味子中的木脂素类和有机酸类成分进行了研究，通过对木脂素类成分质谱裂解规律的分析，鉴定了其中的 11 个木脂素成分，有效地区分了其中的异构体成分；并且初步鉴定了其中的两个有机酸成分，发现了这两种相似中药含有的共有成分和特有成分，将二者的共有成分和特有成分相对峰强度进行对比研究，如表 5-18 所示。五味子乙素、五味子丙素、五味子醇甲、五味子醇乙、当归酰戈米辛 H 或顺芷酸五味辛 H 是北五味子中的特有成分，五味子酯丁是南五味子中的特有成分。五味子甲素、A 当归酰戈米辛 Q 或顺芷酸五味辛 Q、五味子酯甲、五味子酯戊、五味子酯乙和五味子酯丙是二者的共有成分。其中五味子乙素在北五味子中含量最高，在南五味子中五味子甲素和五味子酯戊的含量较高。共有成分柠檬酸和苹果酸在北五味子中含量较高，可见南五味子的酸涩收敛作用较北五味子弱。以上结果可作为两种相似中药区分、鉴别的依据。

表5-18　南、北五味子中化合物比较

化合物	MS（m/z）	相对丰度 /%	
		北五味子	南五味子
五味子乙素	401	100.0	—
五味子丙素	385	7.8	—
五味子醇甲	433	22.3	—
当归酰戈米辛 H 或顺芷酸五味辛 H	501	5.5	—
五味子醇乙	417	35.4	—
五味子甲素	417		100.0
当归酰戈米辛 Q 或顺芷酸五味辛 Q	531	19.1	21.0
五味子酯甲	537	3.8	19.3
五味子酯戊	553	7.5	47.7
五味子酯乙和五味子酯丙	515	8.7	9.1
五味子酯丁	521	—	9.2
柠檬酸	191	100	100
苹果酸	133	31.8	8.7

第六章　电喷雾质谱在生物大分子结构鉴定中的应用研究

第一节　电喷雾质谱在多糖分子结构分析中的应用

糖类的研究已有百余年的历史，在经历了一个相对寂静时期之后，近年来又开始活跃起来。近30多年，特别是近10年的研究，彻底改变了人们对糖的原有认识。长期以来，人们一直认为糖只是一种能量物质或结构物质，近年来随着对糖类研究的不断深入，人们发现糖是除核酸和蛋白质之外另一类重要的生命物质，具有多种重要的生理活性，如抗肿瘤、抗凝血、降血糖、降血脂等免疫调节作用。糖类各种生理活性的发现，使得糖类成为目前研究的热点。

多糖是醛糖和（或）酮糖通过糖苷键连接在一起的天然聚合物，它可参与细胞的生命活动，具有多种生物学功能。然而并不是所有的多糖都具有活性，多糖的活性在很大程度上是由它的结构决定的。因此对于糖结构的研究，无论是对高活性糖的寻求和开发，还是对糖生物学中构效关系的探索与研究，都具有至关重要的意义。

在糖类的分析中，传统的化学和生化方法有酸水解、甲基化、酶解、旋光度测定等。近年来，核磁共振、激光拉曼光谱、红外光谱及色谱等也用于糖类分析。但糖类具有结构复杂、不均一性以及没有显色基团等特点，使得糖类在光谱、色谱分析上难度较大。而质谱及其联用技术则可较为有效地克服这些困难。质谱技术于20世纪50年代末开始用于糖的分析，它可以提供相对分子质量、多糖的单糖组成、糖苷键的连接方式以及分支状况等多种信息，在糖类的分析中发挥着不可替代的作用。近年来，质谱技术更是飞速发展，各种软电离技术相继诞生，如快原子轰击质谱、电喷雾质谱、基质辅助激光解吸离子化飞行时间质谱等，使糖生物学的研究取得了很大的进展。

ESI-MS 的软电离技术是通过电离方式得到的分子离子，一般带有多个电荷，所以在正离子或负离子谱上会看到 $[M + nH]^{n+}$ 或 $[M-nH]^{n-}$ 峰。质谱以质荷比来分离不同的离子，如果一个分子能带有多个电荷，则可测的分子量会增加，这样使 ESI-MS 可测定的最大质量数可达到 10 万。对糖而言，ESI-MS 可以分析 25 个以上单糖残基组成的含羧基或硫酸根等官能团的多糖，而 FAB-MS 则无法分析。由于 ESI-MS 能检测非衍生化皮摩尔量级的糖，而且灵敏度高，ESI-MS 已成为当前分析大分子糖及其复合物的最好方法之一。ESI-MS 无须衍生化就能区分寡糖是 O- 还是 N- 连接，确定寡糖的结构、聚合度及组成，并能精确测定糖蛋白的分子量及其中寡糖的序列及结构均一性。如应用 ESI-CID-MS/MS 对外源性系列褐藻酸寡糖进行序列分析，根据褐藻酸寡糖所产生的跨环断裂碎片的不同可以区分甘露糖醛酸和古罗糖醛酸残基在糖链中的位置，从而确定寡糖的序列；同时，应用 ESI-MS 对糖蛋白上 O、N- 糖链释放方法及对所释放寡糖可进行比较研究。

ESI-IT-MS 的方法也被用于确定淀粉寡糖的单糖顺序。在阴离子模式的质谱图中，通过鉴定碎片离子 $[M-H]^-$ 和 $[M+Cl]^-$ 在 $[M-H-90]^-$ 和 $[M-H-78]^-$，明确的区分糖苷键 $\alpha-(1\rightarrow4)$ 和 $\beta-(1\rightarrow6)$ 的细微差别：m/z 425 为判定糖苷键 $(1\rightarrow4)$，而 m/z 251 为 $\beta-(1\rightarrow6)$ 糖苷键的特征碎片离子。对于蔗糖为端基的非还原的糖类，碎片离子从果糖单元开始，接着是剩余糖环的断裂。另外，还原和非还原糖类碎片可以通过其碎片特征来区分。

目前，ESI-MS 在多糖结构鉴定中的应用，更多的是对于非共价键的鉴定，即使是很弱的非共价键均可以被检测出，包括静电作用结合的非共价键。ESI-MS 通过质谱提供的碎片离子，可以给出非共价键结合的化学计量数，且在一些情况下，非共价键的结合常数可以通过改变外加电压的大小来获得。

此外，大气压化学电离（APCI）也被用于糖大分子结构分析。APCI 与 ESI 同属大气压电离（API），是"最软"的电离方式之一，但只产生单电荷峰，适合于分析分子量略小或极性较小的化合物。用 APCI 源分析糖类化合物具有明显的优势，它无须对糖类化合物进行衍生，可以得到明显的准分子离子峰，通过诱导碰撞裂解（CID）技术或串联质谱技术（MS^n）获得的分子离子的碎片峰能提供许多结构信息。

ESI-MS 也可用于衍生化糖和糖型（glycoform）的测定，在其分析前于溶液中加入 NaAc 或 NH_4Ac 也可以获得很好的正离子图谱。如果 ESI-MS 与 HPLC 联用，其灵敏度和精确度远远优于 FAB-MS，可分析寡糖及其衍生物，确定糖化位点及一般性质；与毛细管电泳等分离技术联用，高效快速地测定糖的分子量并确定结构；寡糖及其复合物于过碘酸氧化、还原甲基化前后采用 ESI 碰撞诱导解离（CID）联用技术进行分析，可获得不同的碎片离子，从而得到低于 pmol 量寡糖及其复合物的分子量、序列、分支及连接方式等信息；与串联质谱联用进行寡糖混合物的结构确认。

　　ESI-MS 在分子量测定的灵敏度、准确性和对复杂体系分析能力方面都比以前的技术有显著改善，大大拓展了电喷雾质谱技术在糖分析中的应用。

第二节　电喷雾质谱在蛋白质、多肽分子结构分析中的应用

　　电喷雾质谱仪器种类很多，应用广泛，既可以做定性分析，又可以进行定量分析；既可以测定小分子化合物的分子量，又可以测定生物大分子化合物的分子量；既可以解析小分子化合物的结构，又可以推测蛋白质及多肽的氨基酸及其连接顺序。另外，利用电喷雾质谱还可以研究生物大分子的高级结构和非共价结合问题。因此，电喷雾质谱在各个领域的仪器分析和结构研究中均发挥着重要的作用。

　　生物质谱的发展极大地推动了生命科学研究，多种组学技术如蛋白质组学、代谢组学、肽组学及脂质组学等都依赖于生物质谱技术。基于生物质谱技术，不但可以对蛋白质进行直接分析，还可以进行蛋白质酶解，通过酶解多肽测序及数据库检索从而对蛋白质进行结构鉴定，包括蛋白质的翻译后修饰信息等。多肽和蛋白质作为天然产物研究和药物开发中的重要分子，具有丰度低、结构复杂、稳定性差等特点，一直以来都是药物结构解析中的难点，生物质谱技术如电喷雾电离质谱技术的发展为多肽和蛋白等生物大分子的分析提供了强大的技术支持。

　　早期生物大分子的质谱分析多采用场致解吸 / 离子化、快原子轰击、二次离子质谱、热喷雾等离子体解吸技术，自从 ESI 和 MALDI 技术出现后，ESI 就成为生物大分子的主要研究工具。不仅如此，ESI 低能量的 "柔软性"，即它在不破坏共价键的前提下使大分子离子化，而且能够维持弱的非共价键相互作用，所有这些，使 ESI 在研究生物复合方面显出独到的优越性。

　　对于电喷雾质谱来说，生物分子结构和它的液相状态对质谱图有较大的影响。生物分子的多电荷特性包括质荷比的位置、绝对电荷的多少、多电荷分布的相对宽度都与液相中生物大分子的结构或构象相关。因此，生物大分子的研究不再仅仅是测量这些分子的分子量，还可通过电喷雾质谱获得更多的蛋白质和多肽的高级结构信息。

　　通常大量含水和中性 pH 值的溶液中很难产生电喷雾，蛋白质也易聚集而

从溶液中沉淀出来。经过改进的 ESI 电喷雾技术，如纳升电喷雾质谱能增加电喷雾的效果，为非共价键复合物的研究带来方便和可能。

由电喷雾质谱可计算化合物的分子量。如果化合物是相对分子质量1000以下的小分子时，可根据 [M+H]$^+$、[M-H]$^-$ 和 [M+Na]$^+$ 等准分子离子峰获得化合物的分子量；如果是生物大分子，也可通过谱图计算其相对分子质量。

极性生物大分子的离子化过程中易形成多电荷离子，这些多电荷离子通常形成系列离子，组成多电荷离子峰簇。这些峰簇相邻电荷态的离子只差 1 个电荷，质荷比间隔有一定的规律，与大分子的相对分子质量有一定关系。可根据上述数据计算该生物大分子的相对分子质量，公式如式 6-1 和式 6-2。

$$n_2 = \frac{M_1 - X}{M_2 - M_1} \qquad\qquad (6-1)$$

$$M = n_2 (M_2 - X) \qquad\qquad (6-2)$$

当准分子离子的类型是 [M+H]$^+$ 时，$X=1$ ；M_1 和 M_2 分别是相邻两个峰的质荷比的数值，n_2 为 M_2 的电荷数，M 是大分子的相对分子质量

Katta 和 Chait 用 ESI-MS 研究血红素（protoporphyrin Ⅸ）和肌红蛋白间非共价键的结构。早期文献报道用 ESI-MS 质谱发现血红素加合到肌红蛋白的现象。Katt 和 Chait 的报道显示了从 pH 值为 3.55 到 pH 值为 3.90 的水溶液中测得的肌红蛋白谱图截然不同。肌红蛋白在 pH 值为 3.55 时完全变性，谱图显示这时只有脱去辅基的蛋白质的一组多电荷峰；当 pH 值升到 3.90 时，就允许蛋白质适度折叠到较"自然"或非变性状态，且此时血红素以非共价键的形式和蛋白结合。

蛋白质的质谱分析主要分为两种：一种是直接进行分析，获得其分子量信息；另一种是首先对蛋白质进行酶解，通过多级质谱分析技术对肽段进行测序，数据库检索比对基因组信息，从而对蛋白质进行鉴定。

Gamam 用 ESI-MS 研究过 DNA 与 DNA 的相互作用或 DNA 双螺旋体。Smith 用 ESI-MS 观察到一个 20 个碱基的双螺旋 DNA，更大的 DNA 曾用傅里叶变换离子回旋共振质谱计测量过。总之，ESI-MS 为研究生物大分子的非共价键复合物提供了可靠的方法和技术保障，这将极大地加快我们认识生命学科的速度，更好地阐述生命科学的规律。

第三节　电喷雾质谱研究中药小分子与体内生物大分子的非共价相互作用

　　有机分子与生物分子之间的非共价作用是生物界分子识别的基础。电喷雾电离质谱作为一种软电离手段，能够将溶液中非共价生物－有机分子复合物转入到气相进行，较真实地再现其生理条件下的状态。通过对复合物的化学计量、价键性质、相对键合能力等的分析测定，推动了药物机理、药物的构效关系及生物分子高级结构方面的研究；同时，对从分子水平筛选药物先导物开辟了新途径。目前，非共价生物－有机分子复合物的研究主要利用核磁共振法、X-射线衍射法、排阻色谱法、红外光谱法、荧光光谱法等技术手段，但这些方法均存在样品消耗量大、耗时、精确度低、灵敏度差并受样品纯度影响等缺点。电喷雾质谱对生物大分子分析速度快、灵敏度和准确度高、对杂质的承受能力强，特别是可提供相应的结构信息。这些特点使之在非共价复合物分析中逐渐成为重要的方法。

　　目前，在气相中利用 ESI-MS，不仅可对溶液中非共价蛋白质－配体，包括酶－作用物／抑制剂、DNA－药物、离子通道－抑制剂、蛋白质－金属离子复合物进行研究，还可对非共价蛋白质－蛋白质、蛋白质-DNA 复合物和超分子复合物进行分析。

一、药物与核酸相互作用研究

　　栀子、板蓝根等是传统的抗病毒中药，内含抗病毒活性成分。核酸作为体内重要的抗病毒药物的靶点，常常被选择作为筛选中药抗病毒药物的靶标。宋凤瑞等选择与 SARS 病毒聚合酶相关的寡聚去氧核苷酸分子（DNA 片段）作为抗病毒药物筛选的靶分子，选择 8 种在临床实践中证实有抗病毒活性的常见中药中的 10 种主要化学成分——黄芪甲苷、苦杏仁苷、穿心莲内酯、栀子苷、紫丁香苷、牛蒡子苷、靛蓝、靛玉红、厚朴酚及和厚朴酚的相互作用研究，利用电喷雾质谱技术，通过对靶分子与这 10 种中药成分的非共价复合作用的研究，探讨生物质谱方法作为药物筛选方法的可行性。

　　实验采用 DNA 分子靶标由 15 个碱基组成，结构为 5′-GGTAAGGAGAGC-3′，相对分子质量为 4704。配成 10 μmol/L 醋酸铵溶液，分别与 10，30，50 μmol/L 的中药对照品溶液等体积高速混合后，进行电喷雾质谱分析。结果在配体与 DNA 的摩尔比为 1 : 1 时，只观察到黄芪甲苷、苦杏仁苷和牛蒡子苷与寡聚去氧核苷酸形成的 1 : 1 的非共价复合物 −[DNA +L]$^{4-}$ 离子和 [DNA +L]$^{3-}$ 离子，但丰度较小，说明这些化合物与寡聚去氧核苷酸在摩尔浓度比 1 : 1 时就有一定的作用。增大配体与寡聚去氧核苷酸的摩尔浓度比为 3 : 1，发现黄芪甲苷、苦杏仁、牛蒡子苷与寡聚去氧核苷酸形成的 1 : 1 的复合物 −[DNA +L]$^{4-}$ 和 [DNA +L]$^{3-}$ 离子丰度增加，并且还出现了 1 : 2 和 1 : 3 的复合物，即 [DNA+2L]$^{4-}$ 和 [DNA +3L]$^{4-}$ 离子。说明随中药分子浓度的增大，它们与寡聚去氧核苷酸形成的复合物浓度增大。栀子苷、穿心莲内酯和紫丁香苷在与寡聚去氧核苷酸的摩尔浓度比为 3 : 1 时也出现了 1 : 1 的复合物离子 −[DNA+L]$^{4-}$（表 6-1）。

表6-1 寡聚去氧核苷酸与不同配体形成的复合物离子丰度

[com piex]^4/[DNA]$^{4-}$	DNA配体（ligand）=1 : 1				DNA配体（ligand）=1 : 1						DNA配体（ligand）=1 : 1		
	hqjg	kxrg	cxlnz	zzg	hqjg	kxrg	cxlnz	zzg	zdxg	nbzg	hqjg	kxrg	cxlnz
[1 : 1]$^{4-}$	2.0	0.20	0.09	0.09	0.40	0.30	0.24	0.16	0.10	0.03	0.45	0.58	0.32
[1 : 2]$^{4-}$	N.D.	N.D.	N.D.	N.D.	*	0.06	N.D.	N.D.	N.D.	N.D.	*	0.20	0.10
[1 : 3]$^{4-}$	N.D.	N.D.	N.D.	N.D.	0.05	0.05	N.D.	N.D.	N.D.	N.D.	0.08	0.12	0.02

*：因 m/z 值与 [DNA]$^{4-}$ 相同，无法分辨，N.D.：未发现（not detected）。

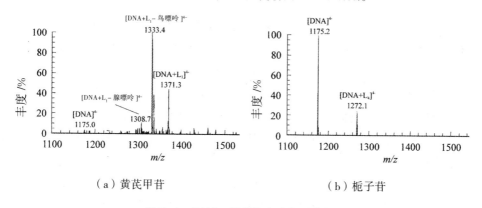

（a）黄芪甲苷　　　　　　　　　　（b）栀子苷

图 6-1 DNA- 配体的电喷雾质谱图

图 6-1（a）和（b）分别为寡聚去氧核苷酸与黄芪甲苷、栀子苷以摩尔浓度比 1 : 3 混合时得到的电喷雾质谱图。从图中可以观察到带 3 个和 4 个负电荷的复合物离子 −[DNA+L]$^{3-}$ 和 [DNA+L]$^{4-}$。图 6-2（a）和（b）分别为黄芪甲

苷、栀子苷与寡聚去氧核苷酸形成的带 4 个非共价复合物 -[DNA +L]⁴⁻ 离子在相同 CID 能量下得到的串联质谱图。从图 6-5（a）中可以看到，黄芪甲苷与寡聚去氧核苷酸的非共价复合物经共价键断裂脱去一个鸟嘌呤碱基的产物离子，即 [DNA+L1-G]⁴⁻（m/z 1333.4）为基峰离子，而非共价断裂脱去黄芪甲苷产生的寡聚去氧核苷酸的 [DNA]⁴⁻ 则丰度很小，说明黄芪甲苷与寡聚去氧核苷酸的非共价作用很强。图 6-2（b）中的基峰离子为 [DNA]⁴⁻ 离子，说明栀子苷与寡聚去氧核苷酸的非共价复合物在气相中的解离以非共价键的断裂为主。根据与黄芪甲苷、栀子苷及上述寡聚去氧核苷酸有一定作用的其他 4 个化合物的结构来看，这些化合物不含有正电基团，推测它们与寡聚去氧核苷酸的作用以氢键作用为主。而黄芪甲苷由于所含的羟基数目大于栀子苷，所以它的作用强度较高。

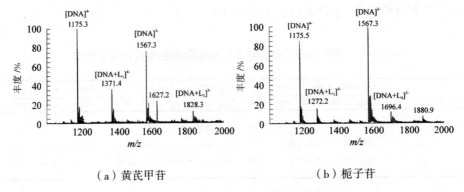

（a）黄芪甲苷　　　　　　　　（b）栀子苷

图 6-2　DNA- 配体的串联质谱图

图 6-2（a）中作为母离子的复合物离子 [DNA +L₁]⁴⁻（m/z 1371.3）的丰度高于图 6-2（b）中作为母离子的复合物离子 [DNA+L₄]⁴⁻（m/z 1272.1）的丰度，证明了上述结论。同样，在相同的 CID 能量下，苦杏仁苷、穿心莲内酯、栀子苷、紫丁香苷及牛蒡子苷与寡聚去氧核苷酸形成的复合物离子产生了不同程度的碎裂，根据它们复合物离子在串联质谱图中的丰度，发现它们与寡聚去氧核苷酸的作用强度的顺序为：黄芪甲苷 > 苦杏仁苷 > 穿心莲内酯 > 栀子苷 > 紫丁香苷 > 牛蒡子苷。

在靛蓝、靛玉红、厚朴酚和厚朴与寡聚去氧核苷酸的摩尔浓度比分别为 1:1、3:1、5:1 时，均只观察到寡聚去氧核苷酸带 3 个电荷和 4 个电荷的 [DNA]³⁻（m/z 1567），[DNA]⁴⁻（m/z 1175）的准分子离子峰，未发现它们与寡聚去氧核苷酸形成的复合物离子。

黄芪甲苷与 dA（DNA 中的腺嘌呤）、dG（DNA 中的鸟嘌呤）和 dC（DNA 中的胞嘧啶）的作用强度顺序为 dG > 腺嘌呤 > 胞嘧啶，而实验选定的寡聚去氧核苷酸序列中含有的碱基含量为鸟嘌呤＞腺嘌呤＞胞嘧啶，这与黄芪甲苷和选定的靶分子形成较强的复合物离子的质谱数据一致。

二、药物与酶相互作用研究

ESI 质谱研究药物小分子与酶之间的非共价相互作用，不仅对研究药物作用机制有重要意义，同时也是分子水平药物筛选重要途径。过去生物技术质谱技术筛选酶抑制剂类药物的思路是：通过调整质谱参数，观察靶标酶－抑制剂复合物在气相状态下的稳定性，进而比较不同抑制剂与靶标酶的相互作用强弱。但由于许多酶的结构并未确定，并且酶－抑制剂在气相状态的结合情况并不能十分有效地反映溶液体系中结合状态与抑制作用，这种基于测定生物大分子相对分子质量的质谱筛选技术仅仅用于醛糖还原酶抑制剂（aldose reductase inhibitor）的筛选，使用并不广泛。

随着分析技术的发展完善，出现了基于 LC-ESI-MS 联用技术的酶抑制剂筛选方法。高效的分离手段保证了质谱测定信号的准确度，质谱信号则直接提供有效的抑制剂结构信息。这种技术将药物筛选与药物结构确证过程合二为一，更高效、精确。非常适合中药提取物、生物菌液提取物等复杂体系中候选药物的筛选。

目前，从天然产物中筛选糖苷酶抑制剂已成为抗糖尿病新药研发的热点。AIB656 是天蓝黄链霉菌菌株的发酵液分离纯化后得到淀粉酶抑制剂混合物，主要成分是阿卡他定类化合物，结构如图 6-6 所示，具有极强的淀粉酶抑制活性。高效液相色谱－串联四级杆飞行时间质谱构建的糖苷酶抑制剂筛选平台，分别针对胰腺淀粉酶（HPA）、麦芽糖葡萄糖苷酶（MGAM-C，MGAM-N 两个亚基）构建靶标，对链霉菌的发酵液进行糖苷酶抑制剂的筛选。同时完成了生物学活性物质筛选、虚拟筛选、化学结构解析及糖苷酶抑制活性筛选。

该方法技术路线如图 6-4 所示。

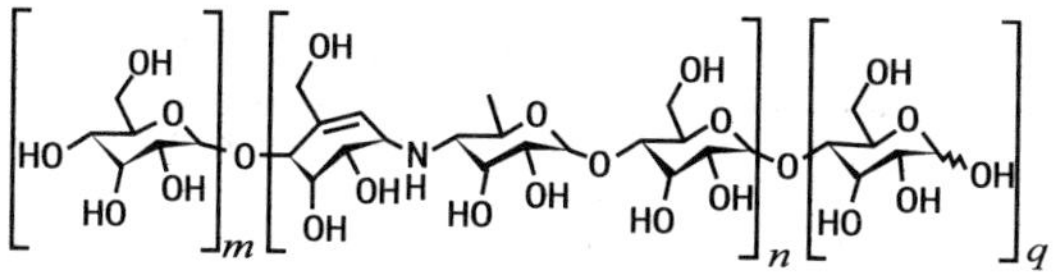

阿卡他定类化合物　Ⅰ03: $m=0, n=1, q=3$　　　阿卡他定类化合物　Ⅰ0-1: $m=0, n=1, q=-1$
阿卡他定类化合物　Ⅱ03: $m=0, n=2, q=3$　　　阿卡他定类化合物　Ⅰ00: $m=0, n=1, q=0$
阿卡他定类化合物　Ⅲ03: $m=0, n=3, q=3$　　　阿卡他定类化合物　Ⅰ01: $m=0, n=1, q=1$
阿卡他定类化合物　Ⅳ03: $m=0, n=4, q=3$

图 6-3　阿卡他定类化合物的基本结构

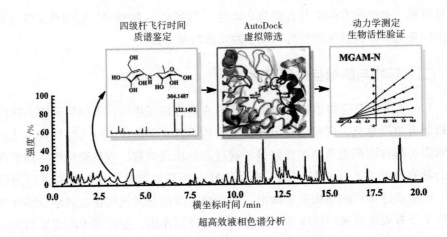

图 6-4　用 UPLC/Q-TOF-MS 超高效液相色谱分析和超高效液相色谱－四级杆－飞行时间质谱虚拟标记方法鉴定复合基质中的 α－葡萄糖苷酶

　　首先通过对富含阿卡他定类化合物的混合物进行高效的分离，MS^n 鉴定液相色谱流出液中各化合物结构，并通过孔板收集这些组分后分别对 MGAM-C、MGAM-N、HPA 活性进行测定，评价各个化合物的抑制活性。同时，利用分子对接技术进行虚拟筛选，计算鉴定出的化合物与 MGAM-C、MGAM-N、HPA 相互作用的结合能以评价各个化合物的活性，并通过酶抑制常数测定对活性进行验证。

　　AIB656 中的活性化合物经 UPLC（超高效液相色谱）分离后用分流阀按照 2∶8 的比例进行分流，较少的部分进入 Q-TOF（四级杆飞行时间质谱仪）质谱进行结构鉴定。正离子模式下的总离子图如图 6-5 所示。

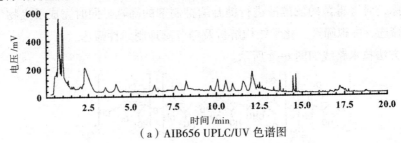

（a）AIB656 UPLC/UV 色谱图

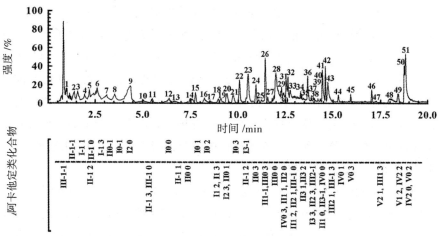

（b）AIB656正离子模式下总离子流色谱图（51个阿卡他定类成分被鉴定出，
测出结合能的成分被列在虚线上）

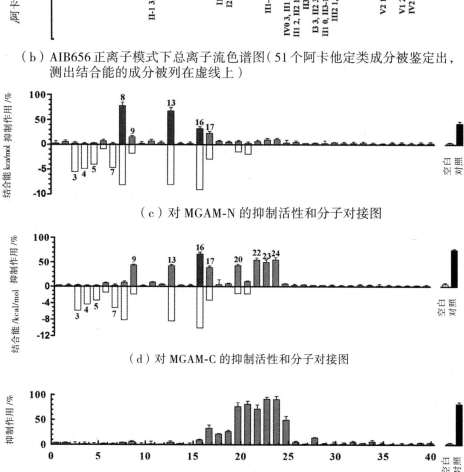

（c）对 MGAM-N 的抑制活性和分子对接图

（d）对 MGAM-C 的抑制活性和分子对接图

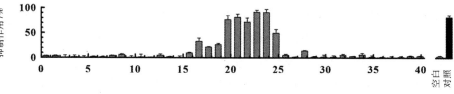

（e）对 HPA 抑制活性图

图 6-5　用 UPLC/Q-TOF-MS 测定 AIB656 的酶抑制活性组分与分子对接图

　　液相组分进入高分辨质谱后，选择在正离子模式检测分子离子峰，获得该组分的分子量和结构信息，推测出该化合物的元素组成及可能的分子式，进而通过查阅对比相关的文献以及数据库可以确定相应化合物的分子式。同时，根据馏分的保留时间以及二级质谱可以确定该化合物的结构。例如保留时间在 6.39 min 的化合物出现 $[M+H]^+$ 质荷比 484.2198 的信号，检索数据库并结合文献查证，确定阿卡他定类化合物为最可能化合物。其二级质谱中的特征碎片的类型与文献报道的一致。因此，该化合物被确定为阿卡他定 I00。用这种方法，鉴定出 AIB656 中 51 个馏分的结构。

　　LC 洗脱组分的大部分（80%）被收集到孔板内，分别对三种不同的糖苷酶的抑制活性测定。从图 6-8（c）图和 6-8（e）中可以看出，洗脱的 5 个馏分对 MGAM-N 有明显的抑制活性，阿卡他定 I01 抑制活性最高；有 8 个馏分对 MGAM-C 有显著的抑制活性，阿卡他定 I01 抑制活性最高；有 9 个馏分对 HPA 有较强的抑制活性，阿卡他定 I03、II 03、III 03 显示出抑制活性最高，阿卡他定 I01 抑制活性较弱。

　　有课题组采用 AutoDock 4.0 软件将各个活性组分与 MGAM-N、MGAM-C 的晶体结构做了分子对接研究。化合物与酶之间分子对接的结合能被计算。结果显示，对 MGAM-N 来说，阿卡他定 I01 的结合能最高，其次是阿卡他定结合能 I00；对 MGAM-C 来说，阿卡他定 I01 的结合能最高。从整体来看，阿卡他定分子对 MGAM-N 及 MGAM-C 的结合能基本上能反映出它对相应糖苷酶的抑制活性。虚拟分子对接计算得出的各活性组分对 MGAM 的抑制效果，与实际筛出的活性结果一致。

　　对筛出的 acarviostatin I01，acarviostatin I00 和 acarviostatin I01，测定它们对 MGAM-N 和 MGAM-C 抑制常数 K_i，结果表明 acarviostatin I01 是 MGAM-N 最强的抑制剂，而 acarviostatin I01 最弱；对 MGAM-C 来说，acarviostatin I01 显示出对 MGAM-C 最强的抑制活性。这些结果也进一步证明了结构相对较小的 α - 糖苷酶抑制剂对 MGAM-N 有较强的抑制活性，表明 MGAM-N 的催化活性中心较小，这也与 MGAM-N 晶体结构中观察到的催化活性中心的结构相一致。与此相反的是，阿卡波糖对 MGAM-C 显示出最强的抑制活性，表明 MGAM-C 应该具有一个相对较大的催化活性中心。

　　通过三个阿卡他定分子与 MGAM-N 及 MGAM-C 的结合状态得到了它们对相应糖苷酶精确的结合自由能，根据抑制剂分子结构、酶活性中心，利用分子对接技术进一步展开结合位点、相互作用力之间的研究。最终证明，由于三个糖苷酶各自最有效的抑制剂的结构较大，没有一个抑制剂可以同时对这三个糖苷酶起到抑制作用，因此，多种抑制剂的联合使用可能是更加有效的糖苷酶抑制剂类治疗糖尿病的药物。

三、药物与蛋白相互作用

　　研究药物入血后的蛋白结合是药物在机体内的一种特殊的分布与储备形式，这种结合对于药物的作用强度与作用时间以及体内代谢与排泄过程都有重要的影响。目前，电喷雾离子阱质谱（ESI-IT-MS）在研究生理条件下蛋白药物非共价结合所具有的分析速度快、灵敏度高及样品消耗量少等特点，被用于测定溶液中小分子物质与蛋白质间非共价结合的化学计量和解离常数。在一个研究实例中，酮基布洛芬（ketoprofen，KP）、樟柳碱（anisodine hydrobromide，AN）分别为弱酸性、弱碱性药物，它们与 α1-酸性糖蛋白的非共价作用可应用 ESI-IT-MS 进行研究：研究人员在一定量的 KP 和 AN 中分别加入 AAG 混合后，于 37 ℃下孵育 60 min，用 pH 值为 6.7 的乙酸铵缓冲液稀释 1000 倍后进行质谱分析，结果见图 6-6。根据公式（6-3）计算药物与蛋白化学结合计量比：

$$N=(M_{复合物}-M_{蛋白})/M_{药物} \qquad\qquad (6-3)$$

式中，N 和 M 分别代表化学计量比和分析物相对分子质量。

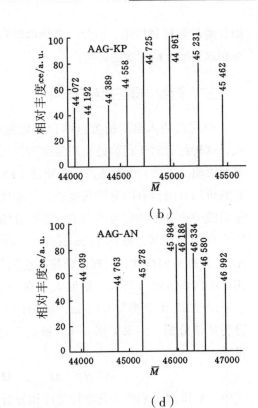

（AAG-KP: 酮基布洛芬－糖蛋白复合物；AAG-AN: 樟柳碱－糖蛋白复合物）

图 6-6　α1-酸性糖蛋白与两种药物形成的非共价复合物的 ESI-MS 质谱图（a、c）及分子量计算图（b、d）

通过测定不同浓度的 KP 及 AN 与固定浓度的 AAG 作用后复合物的相对分子质量，可计算 AAG 与 KP 和 AN 的表观最大化学结合计量比分别为 1∶4 和 1∶7。

蛋白与药物非共价结合解离常数 K_d 可用式（6-4）计算得到：

$$A_{obs}=M_f+（M_b-M_f）[\alpha-（\alpha^2-\beta）^{1/2}]/C_L \qquad (6-4)$$

式中，$\alpha=（C_L+C_P+K_d）/2$，$\beta=C_L C_P$，A_{obs} 指复合物分子量，C_L 和 C_P 分别代表配体和受体总浓度。固定 AAG 浓度，用不同浓度的药物与之作用，并将 ΔM（$\Delta M=M_{复合物}-M_{蛋白}$）与 C_P/C_L 进行线性拟合，结果见图 6-10。AAG-KP 和 AAG-AN 线性回归方程分别为：

$$\Delta M=-91.94C_P/C_L+1072.6,\ R^2=0.947$$

$$\Delta M=-327.71C_P/C_L+2535.7,\ R^2=0.9614$$

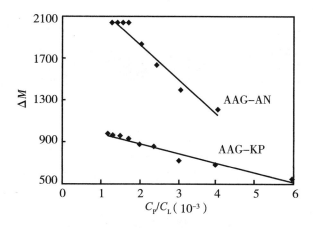

图 6-7 AAG-KP 和 AAG-AN 复合物的分子量变化与配体 / 受体浓度比之间的线性关系

将图 6-7 中 C_p 外推趋近于 0 可求得 M_f，即最大 ΔM 值；将 C_L 外推趋近于 0 可求得 M_b，即未加药物时测得的 AAG 的分子量。

将 M_f，M_b 和 A_{obs} 代入式（6-4），可知 AAG-KP 和 AAG-AN 复合物的解离常数 K_d =4.95×10⁻⁴，1.75×10⁻³ mol/L。

传统质谱滴定法用于蛋白非共价结合研究的前提：在液相的游离、结合蛋白浓度与其在气态时的质谱离子丰度间具有基本相同的线性比例关系，这在很多情况下是不成立的。为此，一些学者提出，当蛋白与小分子配体间有一定亲合力，且作用配体的摩尔量大于作用蛋白的摩尔量时，蛋白复合物总浓度与作用蛋白总浓度近似相等。

参考文献

[1] 吴立军，王晓波．简明波谱解析手册 [M]．北京：人民卫生出版社，2013.

[2] 高舸．质谱及其联用技术：在卫生检验中的应用 [M]．成都：四川大学出版社，2015.

[3] 帕拉马尼克 B N，甘古利 A K，格罗斯 M L．电喷雾质谱应用技术 [M]．蒋宏键，俞克佳，译．北京：化学工业出版社，2005.

[4] 杨芃原，钱小红，盛龙生．生物质谱技术与方法 [M]．北京：科学出版社，2003.

[5] 陈耀祖，涂亚平．有机质谱原理及应用 [M]．北京：科学出版社，2001.

[6] 黄煜宇，肖坤，裴兴丽，等．使用尖玻片、毛细管和尖滴管三种玻璃尖端电喷雾离子化质谱分析方法 [J]．分析化学，2018,46(4):578-585.

[7] 柳京伯，曾朗，姚姗姗，等．冻顶乌龙茶汤风味物质组分的电喷雾电离飞行时间质谱分析 [J]．分析仪器，2018(2):28-36.

[8] 袁鹏飞，张雯，徐风，等．高效液相色谱 / 电喷雾 - 离子阱 - 飞行时间质谱联用法分析桂枝汤的化学成分 [J]．中国医院用药评价与分析，2018,18（2）:145-151.

[9] 韩友霞，李天一，樊柳生，等．印迹膜电喷雾电离质谱法快速分析尿液中沙丁胺醇 [J]．质谱学报，2018, 39(3): 278-286.

[10] 穆芳园，王一程，陶丝雨，等．4 个缬草醛类成分电喷雾质谱裂解规律研究 [J]．药物分析杂志，2018,38(2):234-240.

[11] 周艳芬，王芳焕，王泽岚，等．串联双柱固相萃取 - 高效液相色谱 - 电喷雾多级质谱法测定盐酸二甲双胍制剂中的盐酸二甲双胍及残留物三聚氰胺和双氰胺 [J]．色谱，2018,36(2):159-166.

[12] 陈彬，孔继烈．天然产物结构分析中质谱与核磁共振技术应用新进展 [J]．化学进展，2004(6):863-870.

[13] 骆泽宇．核磁共振 - 质谱联用技术在药学领域的应用进展 [J]．中国医院药学杂志，2007(6):807-809.

[14] 郭跃伟. 液相色谱 / 光谱（紫外、质谱及核磁共振）联用技术在中草药有效成分研究中的应用 [J]. 天然产物研究与开发 ,2003(5):456-461.

[15] 刘西哲 , 生宁 , 李飞高 , 等 . 液相色谱 - 质谱 - 核磁共振联用技术及其在药物代谢与结构鉴定中的应用 [J]. 中国医院药学杂志 ,2012,32(12):972-974.

[16] 傅文彦. 电子计算机在分析化学中的应用：核磁共振、质谱、色谱 / 质谱联用 [J]. 分析仪器 ,1974(4):66-79.

[17] 周鹏 , 谢明勇 , 王远兴 . 高效液相色谱 - 电喷雾质谱法用于茶多糖蛋白的纯度和相对分子质量的测定 [J]. 色谱 ,2004(1):27-29.

[18] 叶林 , 张虹 . 质谱及色谱 - 质谱联用技术在多糖结构分析中的应用 [J]. 理化检验：化学分册 ,2010,46(11):1355-1359.

[19] 陈绍农 , 潘远江 , 陈耀祖 . 多肽及蛋白质质谱分析新进展 [J]. 质谱学报 ,1995(3):15-21.

[20] 谷胜 , 杨芃原 , 庄峙厦 , 等 . 蛋白质非共价化合物的电喷雾质谱研究 [J]. 分析科学学报 ,2001(4):334-340.

[21] 聂平 , 肖炳燚 , 罗晖明 , 等 . 超高效液相色谱 - 质谱联用技术在中药指纹图谱中的应用 [J]. 中南药学 ,2013,11(7):524-527.

[22] 韦英杰 , 李萍 , 舒斌 , 等 . 高效液相色谱 - 电喷雾离子阱质谱法鉴定复方丹参方化学及代谢成分 [J]. 分析化学 ,2007(1):13-18.

[23] 王勇 , 刘志强 , 宋凤瑞 , 等 . 附子配伍原则的电喷雾质谱研究 [J]. 药学学报 ,2003(6):451-454.

[24] 柳仁民 , 何风云 , 孙爱玲 . 毛细管电泳 - 电喷雾 - 质谱 - 质谱分离鉴定粉防己生物碱 [J]. 药学学报 ,2004(5):363-366.

[25] 桑志红 , 杨松成 . 液相色谱 - 质谱联用技术及其在药物分析中的应用 [J]. 解放军药学学报 ,1999(2):28-31.

[26] 陈军辉 , 赵恒强 , 李文龙 , 等 . 高效毛细管电泳 - 电喷雾飞行时间质谱联用分析黄连中的生物碱 [J]. 化学学报 ,2007(23):2743-2749.

[27] 许崇峰 , 申华莉 , 宋浩威 , 等 . 毛细管电泳 - 电喷雾质谱联用技术及其在蛋白质分析领域中的应用 [J]. 分析测试学报 ,2002(4):95-98.

[28] 金力超 , 范玉明 , 侯晓蓉 , 等 . 色谱联用技术在药物分析中的应用特点和新趋势 [J]. 药物分析杂志 ,2015,35(9):1520-1527.

[29] 周韦,刘易昆,陈子林.毛细管电泳-质谱联用技术及其在药物和生物分析中的应用[J].质谱学报,2017,38(4):362-374.

[30] 励炯,林伟杰,王红青,等.HPLC-MS/MS测定动物源性中药中的3种β2-受体激动剂残留[J].中国现代应用药学,2018(5):501-505.

[31] 刘瑜霞,邓仕明,林健.两种菊科中药材挥发油成分的GC-MS分析研究[J].中国林副特产,2018(2):14-18.

[32] 邓欣,蒋娅兰,黄芳,等.亚3微米色谱分离-串联质谱法同时筛查中药材中非法添加的30种人工色素[J].分析试验室,2018(4):454-460.